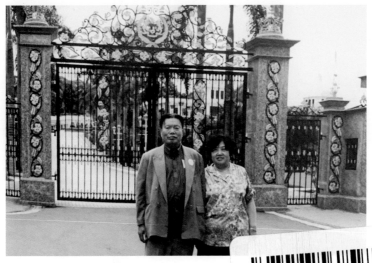

▲ 印会河教授夫妇合影

人民日报

RENMIN RIBAO 第15782期 （代号1—1）

1991年9月
25
星期三
辛未年八月十八
北京地区天气预报
白天 多云转阴
傍晚有小部阵雨
风向 偏东转南
风力 二、三级
夜间 阴有小部阵雨
转多云
风向 南转北
风力 一、二级
温度 最高 25℃
最低 14℃

人民日报社出版

得知著名老中医印会河收弟子，中医界的不少年轻学者，跃跃欲试，都想投在他的门下，无奈名额有限。

但印老先生不负众望。他不要国家多出一分钱，毫无保留地把自己从医50余年的经验传授给别人。

1957年，在有卫生部顾问和知名中医参加的学术座谈会上，32岁的印会河提出搞一部系统的中医基础理论著作的设想。他陈述道："没有个系统的基础理论，势必妨碍中医学的发展。"

与会的诸位前辈当即采纳了他的意见。后来汇报给卫生部，认为意见可取，遂将任务下达给他当时任教的南京中医学校，并由他出任主编。

一年后，一部50万字的《中医学概论》即由人民卫生出版社出版，作为全国高等医药学院校第一本中医教材。这奠定了印会河在中医界的地位。接着，他主编出版的《中医基础理论》一书，被列为医药学大学生必修课的教材。

一直从事中医教学和临床研究的印会河知识精深，见解独到，不拘泥于前人的陈规，一心探索中医学的新天地，同行称赞他是扛大旗的人。

印教授在他的寓所接受记者采访时说："像我这样世袭的中医，一般都喜欢用自己的模式来要求别人像自己一样。我觉得，咱们这代中医应该把前人的东西继承下来，还要发扬光大，向前看。"

1961年以来，印会河就不断发表文章，大声疾呼，"中医要勇于变革，敢于创新，才能有较快的进步。要有意识地吸收和应用现代科学技术，剖析和验证中医学的科学内涵，使中医学的理论和临床诊疗现代化，方能跟上现代世界医学科学发展的步伐。

印教授注重理论与实践的结合。极受中医界喜爱的专著《中医内科新论》，就是他的实践经验的结晶。

人生的道路往往是不平坦的，印教授也不例外，在他的学术思想未被理解的时候，也曾受到过不公正的对待。但他为了中医事业，矢志不移，豁达大度，走着自己的路。

长风扬万里

——记中日友好医院教授印会河

本报记者 颜世贵

▲《人民日报》报道印会河教授事迹

德高望重
当代名医
印会河教授全集面世

陈可冀笔谨题
二〇二〇年
于北京

▲ 陈可冀院士题词

印会河亲笔真传系列

印会河
医论医话

孙启基　徐　远
段　军　印　螺　整理

印会河　著

中国健康传媒集团
中国医药科技出版社

内 容 提 要

印会河教授是我国第一批中医学教授，他一生治愈沉疴怪症无数，积累了丰富的临床经验。本书收集整理了印会河教授临床生涯中的主要医论医话，涉及大量的遣方用药心得和临床验案，对学习中医临床极具参考价值。

图书在版编目（CIP）数据

印会河医论医话 / 印会河著 . 孙启基，徐远，段军，印螺整理 — 北京：中国医药科技出版社，2021.1

（印会河亲笔真传系列）

ISBN 978-7-5214-1940-5

Ⅰ . ①印… Ⅱ . ①印… ②孙… ③徐… ④段… ⑤印… Ⅲ . ①医论—汇编—中国—现代②医话—汇编—中国—现代 Ⅳ . ① R249.7

中国版本图书馆 CIP 数据核字（2020）第 137448 号

美术编辑 陈君杞

版式设计 也 在

出版 **中国健康传媒集团** | 中国医药科技出版社

地址 北京市海淀区文慧园北路甲 22 号

邮编 100082

电话 发行：010-62227427 邮购：010-62236938

网址 www.cmstp.com

规格 710 × 1000mm $^1/_{16}$

印张 13 $^1/_4$

字数 250 千字

版次 2021 年 1 月第 1 版

印次 2023 年 9 月第 2 次印刷

印刷 北京市密东印刷有限公司

经销 全国各地新华书店

书号 ISBN 978-7-5214-1940-5

定价 **42.00 元**

获取新书信息、投稿、为图书纠错，请扫码联系我们。

前言

　　印会河先生出生于中医世家，属于孟河流派。他勤学善悟，博采众长，17岁就开始悬壶济世，享誉江南。新中国成立之初，他进入中医院校，编撰了《中医学概论》《温病讲义》《内科讲义》《中医基础理论》等教材，为中医教育和传承做出了巨大贡献，是中医临床实践家、中医教育家、中医理论大家。

　　印会河先生在学术上主张师古不泥古，守正创新，提倡中西医结合。大家所熟知的论著《中医内科新论》是对其临床辨治理论的系统总结，其核心辨治思想是"抓主症"，也是印会河先生留给后世医者的宝贵经验。印会河先生在临床工作之余，一生笔耕不辍，从20世纪50年代起，发表了数十篇学术论文和临床经验总结的文章。复习整理和阅读这些文字，不仅可对印会河先生的学术理论有深一层的认识理解，而且会有身在先生之侧，受其言传身教之感，故而收集整理印会河先生发表过的全部文章，精心挑选，编撰成册，以飨读者，希望读者既可以一览印会河先生学术思想之精华，又能免于收集寻找之劳。

　　本书编撰之时未以文章发表时间为顺序，而是按医案医话的形式根据其内容将全部文章归为四个部分：

　　第一部分治学杂谈，包括《医路回眸》《我的学医履历书》《漫谈如何学习中医》等，先生把自己的从医经历和治学经验娓娓道来，坦诚相告，对后学如何学习中医、用好中医大有裨益。

　　第二部分理法证治，其中的《外感热病总论》《温热夹湿论治》《卫气营血新论》等文章系统论述了外感热病的理法证治，展现了印会河先生深厚的医学理论功底和守正创新的治学态度。《略谈从辨证论治辨病论治到抓主症》可以帮助读者更好地理解临床实践中"抓主症"的核心理论。先生的《论风湿与风水》《论肺痿与肺痈》《论肝性腹胀》等文章以其精益求精的治学态度深入浅出地论述了临床常见疾病的理法方药，坦诚分享了自己的临床经验，令医者受益，患者得福。

　　第三部分谈方说药，包括《风痱与地黄饮子》《论清理肠道方》《论大、小柴胡汤》等文章，印会河先生将自己从医多年的临床选方用药经验全盘托出，既有经方，又有家传方、自创方，毫无保留，从组方理论到应用特点条分缕析，有理论，有实践，使学习者能真正掌握。

第四部分医案治验，主要是印会河先生在临床治疗的一些疑难杂症和少见病的经验记录文章，从中我们可以看到先生的知常达变、灵活深厚的临床功底，学习中医在疑难大病、急危重症中的治疗思路，增加后学对中医临床的信心。

在编撰此书时，编者总能感到印会河先生对中医事业的挚爱之情，希望阅读此书的读者不仅从中学习到印会河先生的宝贵医学经验，而且能为其坦诚执着、革新进取的治学精神所感召，积极投身到继承和发扬中医的事业中来。

另外，由于书中收录的一些文章发表年代较早，部分旧制度量衡不便转换，予以保留，例如"灯心三尺"等。旧制的医学检验名词因近代已很少使用，也略作备注解释，以期不影响读者理解。

整理者　段军

目 录

治学杂谈

理法证治

谈方说药

医案治验

附录

治学杂谈

医路回眸

光阴过客，天地逆旅。回忆我的中医生涯，从20世纪30年代后期开始学医至今，已超过半个世纪。往事如烟，但又都历历在目。当今视茫发苍之际，已作为识途之马，自应作一番自我回溯。

一、从医三部曲

我学医是日寇侵华，战火燎原时开始的。当时根本未作学医打算，在"洋学堂"里念了一点数、理、化之类的书，忽然来一个"急转弯"，父亲要我"死记硬背"中医书本，诸如《汤头歌诀》《药性赋》和《脉诀》等基本摸不着头脑的线装书，其中牵涉到的尽是些"五行""阴阳"和"四气""八卦"等与世隔绝的古代名词术语，再加上某些祖先们的文笔晦涩，连一点时代气息都进不去，故而初涉医门就如堕"五里雾"中，不但"望洋兴叹"，并严重地产生"灰心思退"的心理。事实也是如此，和我同时入学的某君，便不声不响地"溜之大吉"，一去不复返了。我是食宿在家，无所逃避，故而硬着头皮学了下来。幸而我那以父兼师的严君，在中医界还比较开明，他曾熟背"经典"，但没有让我死啃"经典"，要不然我真不知学医生涯，将如何能维持下去！

大概经过半年时间，以上的"启蒙"读物，基本上都能背下来了。然后父亲给了我一点带有"理性"的书，要我有重点地背诵，但要加深理解。如《医学心悟》的"医门八法"，"寒热、虚实、表里、阴阳辨"（卷一）和第二卷的症状病理（笔者自拟）部分；《医宗必读》的多篇医论，以及该书的本草、脉诀；《温病条辨》的上、中、下三焦篇；还规定对孟河费氏薪传的《医醇賸义》要精读和加深理解，因为先父业师黄理堂先生，系孟河费伯雄的传人，是太平天国时避乱至吾乡开业并授徒的。经过这一段的学习，好像从幽室里已看到一线亮光，而且这亮光还越来越大，把所有的问题，几乎都归入"脏腑"，其中主要是"五脏"上来。这样学起来似乎有了"奔头"，兴趣也提高了，由被动到自觉，终至热爱上这个专业。可同时又带来一种"死读书"和"尽信书"的毛病，认为"书"是至高无上的，有了书本就有了一切。

再过了约半年时间，我由读书转入临床实习。这时学习内容为之一变，一接触到患者，就发现书本知识和临床实际，基本上不是一回事。按图索骥，是根本找不到"骥"的；刻舟求剑，则舟行已不知把剑撇下了多远！有大量的知识，必须是在接触到患者之后才能获得。例如：很简单的失眠、多梦，书本上一般把它归到"心"的病类中，不是"养心""补心"，就是"清心""安神"（因心主神明）。可是我父亲根本不用这些，而是把重点放在治"痰"上面，轻则"二陈""清胆"，重则"滚痰""导痰"，而收效一般都是很好。又如治外感热病，明明是发热、恶寒、身痛无汗、脉浮紧数等一派"太阳表证"，可是我父亲从来不用麻、桂、青龙；而用的是银翘、桑菊合方，最多配进去一点苏叶、浮萍。我问父亲，他笑道："尽信书，不如无书。为医之道，重在治病而不是读书。"就此我恍然大悟，原来寻求治病的本领，就不能脱离通过临床看病来学习。于是，我便"锲而不舍"地拼命谋求临床治病的知识。

二、钻进去，走出来

父亲看到我的学习劲头上来了，整天又学书本又学临床，知道我已钻进医学的大门，就不应株守一家之长，而应向多方面学习。他指示我此后学习的重点，主要是两个方面：①要多读医案：他认为叶天士的《临证指南》医案，是一部好医案。轻清灵活，不愧大家风范。但须注意：叶天士是在成名以后，才由他的学生们随诊、侍诊，积累起来的医案，每天看病数百人，不可能每个患者都诊察得很细，很认真负责，于是他的方失之轻描淡写，用于内科调理很好，但靠他的处方治急病、大病，则非常不够。这是功成名就的"守"派典型。初出茅庐的轻人，依靠这些方来创业是不够的。父亲对《柳选四家医案》很重视，特别崇拜尤在泾的《静香楼医案》，他认为尤在泾精研《金匮要略》和《伤寒论》，但他的医案一点不落"经方"俗套，有骨有肉，稳健中寓刚劲，重着处有轻灵，是医案中不可多得的上品。老父对王旭高医案中的气、火、风比较赞赏；对王孟英医案中的"从治法"有较高评价。②要多向当代人学习。他认为周围的同道，不一定都很高明，但是也有确实很不差的。特别要学名家的经验。他早年到过常州，对焦溪承槐卿的医道很欣赏。在家乡附近，他认为小市丁午桥先生医术较好。于是他教我一种无声的学习方法，就是千方百计多看别人的处方。他和家乡附近的一个老药店联系好，让我在逢集市的二、五、八、十上午，在该店通读来方，因为逢集市来买药的人多，处方特别多，从中可以看到很多良莠不齐的处方，任凭取舍。另外他让我每次门诊或出诊，一定要查看前医的处方，可以看出其不能取效的缘由。特别对经过自己治疗效果不理想，而换了别人治好的处方，最好要能看一看。总之，多方学习别人的经验，来营养自己。由学一家祖传师授，到学诸家之长，我老父称之为"走出来"。

我没有辜负老父的嘱咐，真的是到一处学一处，在上海我曾陪同一位患者去学"张聋甏"治湿温的经验。到泰州我专程去学徐汉江用小方（每剂药总量不过一两，药费一般不超过一角钱，这是在 1954 年）的奥秘，甚至从与患者交谈中，也会学到不少东西。记得一位河南患者告诉我，当地民间有一张治疗溃疡病的处方，药味不多，但效果很好。我学了就用，果然对症状不很复杂的溃疡病，效果很好。石家庄制药厂出了一个"耳聋丸"，我看了包装上面的介绍，基本上是"龙胆泻肝汤"的组成，于是就开始用于治耳鸣、耳聋（有加减）。观察的结果，发现对高血压患者伴发的耳鸣效果很好，于是这就成了我"抓主症"的主方之一。20 世纪 60 年代，河北省出了一本地方草药的小册子，中间有用苍耳子（全草）治疗"梅尼埃病"（即内耳性眩晕），于是我就在原来的处方中，加上一味苍耳子，果然效果提高了许多。如此等等，不一而足，总之"他山之石，可以攻玉"，学习是永远没有止境的。

三、浅尝西医药知识

1954 年，我参加第一期扬州地区中医进修班学习，这是我脱产学习西医药知识的开始。在这以前，我大部分时间是在农村，由于农民笃信中医，故而一直没有感到来自任何方面的压力。接下来我又到江苏省中医进修学校学习，大致 1/3 的时间学习西医基础知识。初学西医，对实物教学产生浓厚兴趣，学得还比较深透，但未下工夫探求。1957 年夏季，我奉调支援北京中医学院（现北京中医药大学），并出任内科教研室兼附院内科主任。这个内科主任可不好当，全科有中西医护人员近百人，而患者来自四面八方，一般都是久治不愈的老、大、难疾病。管病房又不同于门诊，患者是好是坏都一直在你的身旁，痛苦呼号，无不历历在目，而且责任至大，病没有治好、出院或转院要说清楚原因；患者亡故，要写清楚死亡总结。还有好多患者，住院前用中医的"四诊"即望、闻、问、切，基本上看不到病症，如早期癌肿和结核病等等，住院后病才出现了。为此，我身为内科主任，"逼鸭子上架"，出于责任感也得苦学现代西医药知识。科室里的医生中有"西学中"的，我教他们中医，同时又向他们学西医药知识。遇疑难病情会诊，更是我学习的好机会，不懂的就回来翻书本。得空就学，碰到困难就学，居然临床的常见病我也能略知一二，有很多我已不需要再去问别人了。但西药处方，我至今不开，因为我毕竟是中医。我始终认为：中医应该学一些现代科学知识包括西医药知识。不一定要钻研得很深很透，有一点总比没有好，学一点总比不学要好。入了门的中医，怎么也不会"下乔木而入于幽谷"的。

我学到的西医学知识不多，但三十余年以来，尝到的甜头不少。粗浅回忆，就可以开列出以下诸端：

1958 年，我以家传验方"河间地黄饮子"与皮肤性病研究所搞协作，治疗晚期梅毒脊髓痨获得成功，所撰论文在苏联全苏皮肤科学年会（1959 年）宣读。当时我只知道这个病是"风痹"，我的父亲更不知道此病还是国际上的难题。和西医搞协作，借重西医学指标和数据，这个病算是得到较可喜的疗效。

1974 年，我用四妙丸加味治疗第一例血尿酸痛风获愈。该患者 1959 年开始发病，15 年来一直用秋水仙碱和可的松等治疗，不但副作用大，且效果越来越差，发作转频，渐至右足踇趾关节骨折损害如蚕食。经本人投中药治疗不到 1 个月，病情即基本平复，多次检查，均在正常范围，未再发病。此病我用中医辨证，只知道是"湿热下注"为病，根本不知有"尿酸高"，更不知有这种"痛风"，因中医亦有痛风，但与此大异，亦不如此病难治。

1976 年，我用清燥救肺汤加味治愈 1 例肺部大肠杆菌感染，造成大面积肺炎，高热达两个半月者。西医大会诊认为，从感染途径考虑不应有此病，但在新疆军区医院及北京某医院已做过多次痰培养，均证实有大肠杆菌生长。遍查国内杂志，无类似报道，国外杂志仅日本报道过两例，但结论是"死亡率甚高"。本人接受某医院邀会诊后，根据其主症"咳喘吐白沫"，按肺疾治用"清燥救肺汤"加味，服药 1 周，身热即由服药前每天高峰时的接近 42℃，减至不足 38℃，咳喘皆退，未出两周诸症悉除。论文发表在 1976 年的《江西中医药》。

1980 年，我用三甲复脉汤加味治疗 1 例中毒性痢疾继发中毒性脑炎后遗症的两岁半患儿，其时患儿发热已退，仅舌质尚余红绛，故本人认为"营血之热未罢"，即投用滋阴潜阳之三甲复脉汤加味，结果服 4 剂，两目恢复视觉，服 12 剂后失语已除，四肢活动基本恢复，仅时有不随意动作，服药至 20 剂，一切恢复正常。入学后成绩常在全班 10 名以前。

1981 年，我用五子衍宗丸加味治疗 1 例已被确诊为肾上腺皮质低下，尿 17 羟为"0"的肾上腺皮质功能不全患者。该患者头晕积久，口唇及齿龈污黑，行动时多次跌倒，夜尿频繁。投用上方，连续服药近半年，病愈。现已退休，但身体尚好。

1983 年，我出了一本《中医内科新论》的书，主体框架即来自中西结合，写进去了以西医诊断纳入中医辨证论治的"抓主症"的方药凡 40 首，基本上都是定方、定药，甚至定量来介绍的。这样做既保持了中医用药的针对性、准确性，又不流于俗套的"灵活无边"。深受读者欢迎，书虽经再版，仍一购而空。

以上就是我从医五十余年的简单经过。

（原载《中医文献杂志》，1995 年第 1 期）

我的学医履历书

一、源于家学，少年习医

我习医得自家传。祖父玉衡，幼习举子业，后因朝代更换，科举废止，专以课馆为事，兼以行医，对于儿科有一定研究，小儿推拿尤为所擅。他有坚实的古文基础，历代著述无不涉猎，但常叹无师自学，涉足无门。当父亲秉忠幼年能背诵四书五经之后，祖父即从文字学角度，授以《内经知要》《伤寒论浅注》《金匮要略浅注》《医宗必读》《医学心悟》《温病条辨》及《汤头歌诀》等书，令其熟读成诵。此外，祖父还将其较有心得之儿科专书如《幼科铁镜》《推拿广义》《痘疹金镜》以及《笔花医镜》等，教读纯熟，如是者三年有余。由于祖父痛感无师登堂入室之苦，窘于经常见病知医而不敢放手用药，故决然出资令父亲外出投访名师，受业于名老中医黄理堂先生门下，专习内科杂病，如是者又三年，尽得黄老医生临床经验，并间接获得清末名医费伯雄氏（《医醇賸义》作者）之所传，后又师从当时靖江名中医外科龚老四（原名不详）学习外科内托外消及刀针手术，为时一年又半。至此，父亲方悬壶本县，由于疗效卓著，名噪远近。

我7岁（实龄5岁），入村塾，在祖父、父亲的严督下，攻读四书五经，前后念了6年，使我在古文方面打下了一定基础。13岁时插班进入高级小学五年级，并在无锡考进中学，基本上学完初中课程后，即开始了中医学习。

根据父亲的经验（也是黄理堂老先生之授徒规律），认为初学不应从《内》《难》《伤寒》《金匮》起步，因为这些书文意古奥，一时难通，往往事倍而功半，不如由浅入深，由近及远，先从适用于临床实践的著作开始学习，然后再涉猎古代医著，以加深其理解。记得让我通背的第一本书是《汤头歌诀》，连小注里圈定的方义、药用都须背熟。第二本是程钟龄的《医学心悟》，父亲指定要滚背一卷二卷，其余部分能通读即可，并指出程氏以承气列入三阴是错误的。第三本让我背诵的书是明代李中梓的《医宗必读》，尤其其中的本草、脉诀必须滚背，有关医论篇章，亦须熟记。他认为李士材文字工夫较深，背诵能医文并进。实际上父亲对李氏杂病部分并不欣赏，认为太偏重温补，养有余而治不足。第四是《温病条辨》，他认为该书条理分明，足以补叶氏《温热论》证治略焉不详之短，确属切合临床实用之好书。最后要求学习的是《医醇賸义》，这是父亲的师传专著，他认为孟河费氏对于虚劳的调治，颇有独到之建树。至此，方允许我溯本求源，涉猎研读《内》《难》《伤寒》《金匮》以及《中藏经》《诸病源候论》和金元四大家之著作。

父亲特别注重理论和实践的结合，故学习上述医籍的同时，每天上午令我侍诊抄方，下午则随同出诊，并让我每逢农历二、五、八、十逢集时去一家中药老铺见习，其方式是站在柜台前翻检各地抓药来方，借以学习诸家临床经验，以广眼界。此一方法，使我获益匪浅，直到去上海行医时还一直应用，并养成了我无门户之见、不墨守成规的个性。

二、取验临床，游学四方

在农村行医，实属不易，所取信于人者，只有靠临床疗效。所以，父亲强调临床实践，笃信前人所说"熟读王叔和，不如临证多"和"读书三年，天下无可看之病；行医三年，天下无可读之书"等观点。他认为读古人书而不泥古，只有验之于患者。还认为如古代写书之人是会看病的，其所著之书属实在经验之积累，用之于临床，则必然有疗效。如著书之人，根本不是医生，而是文人，或因功名不遂，改以医道传世，若再东抄西袭，则定会于临床无补。父亲对老祖父的评价亦是如此，由于祖父是无师自读，弄到最后胆气甚小，抄袭陈方，少于化裁，故而疗效甚微，此即读书泥古不化之结果。

在随父临诊时期，父亲亦指定了几本医案要我暇时阅读和研讨，其中最得意的是叶天士《临证指南》，其次是《柳选四家医案》，其中尤为推崇尤在泾的《静香楼医案》。父亲认为尤氏虽然注释过《伤寒》《金匮》，但其立方用药不泥于古，灵活圆通，恰到好处，应是临证之楷模。同时，在此期间要我自学唐容川的中西汇通医书五种，特别指出唯《血证论》出自唐氏心得，一定要学好，其余可仅做一般了解。

在父亲的苦心培育下，经由侍诊抄方、口述录方到独立看病处方几个阶段的锻炼，我已能独自应诊。记得第一次单独出诊，所看的病系夏季暑湿证，古称"阴暑"。患者女，薄姓，其人吐、利，四肢厥逆，后又心烦，口渴，饮入即吐，且因大汗而致亡阳，六脉皆伏不出。对此类病证，我毫无经验，但由于熟读《温病条辨》，猛然记起有"湿伤脾胃两阳，既吐且利，寒多，不欲饮水者，理中汤主之"，因之投以重剂附子理中汤，不加不减，取其力专而效速（时附子用三钱在江浙已属重量）。果然，服药一剂诸症若失。自此，在乡里便小有了一点名气。

1945年抗战胜利后，京沪一线是国民党经常劫掠骚扰之地，生活极不安定。为了增进学业，访求高明，我曾两去武进。头一次是我单独出诊。行前父亲叮嘱再三，要我每至一地"入国问俗"，应先翻看药店处方，学习当地医生用药特点，并提醒我，江南人体质较北地为弱，用药之道，首重轻灵，且武进系费氏原籍，更应虚心慎重。第二次是我与父亲同去武进县（现已撤销）郑陆桥镇开业，由于业务开展较好，影响远达百里外（当时的）无锡、江阴县境，因而惹起当地一陈姓恶霸的欺压，借口修缮镇内庙宇，硬迫我们交出三万砖和三万瓦，否则即须离开当地。因此，逼得父亲搬至三河口小镇去行医糊口，而我则一怒之下，赌气独自去了上海。

初到上海，恰逢中医考试，如考试及格，则能发给上海市行医执照。于是托父亲挚友介绍先加入了中医公会，方取得了报考资格，所幸经考试及格录取。但是，当时上海米珠薪桂，像我这样穷子一身的乡村中医，若想行医谋生，谈何容易。由于无力租赁房屋作为诊室挂牌，因此只能利用亲友家庭，通过电话联系应诊。好在我到上海的目的，主要是为了开阔眼界，游学各家之长，故只求温饱免除冻馁则已很满足。我的学习方法仍是父亲所教，当时，正好我妹夫李某在闸北区一中药店内工作，故每经该店即进去翻检柜上处方，以增进自己学识。通过一段时间的揣摩，确也掌握了当时上海各名家的某些特点和用药规律。另外，我还抓住一切机会，虚心观摩上海名家的医疗实践。例如，有一次，同乡高姓妇女，患肠伤寒（湿温），经我治疗旬日，症情反复，效果不理想。病家和我商量可否请当时上海所谓治"伤寒"的名家"张聋鮐"诊治一次，我即欣然同意，并主动提出陪患者一起去。记得当时我挤在离张老医生不远的地方，静心听其向侍诊徒弟口述方药，我则加以默记。发现该"名医"处方，药味不多，用量不大，一般只在七八味之间，无非苦燥清解、芳香化浊，总类似甘露消毒丹的减制。我观摩了差不多有30张处方的光景，基本上摸清了张老医生治"伤寒"的路子。

在上海行医游学，滞留三载，直至1949年夏初，时逢南京解放，上海之敌仍想负隅顽抗，恰又因不慎，我的居住身份证被窃，无法补领，出门看病随时都有被抓的危险，方决意雇舟返回已经解放的家乡。

三、献身科教，培桃育李

新中国成立后，迎来了中医学术蓬勃发展的坦途。1954年春我奉调赴扬州专区中心医院学习西医。是岁之暮，又应南京中医进修学校考试，我被录取为首届学员，学习期限一年（上半年西医基础，下半年研究中医经典）。期满结业，留校工作。1957年春，在（原）卫生部顾问秦伯未、上海中医学院程门雪院长及由崑同志参加的座谈会上，我首次提出搞一部系统的中医基础理论著作的设想，受到与会诸位前辈的支持，后经（原）卫生部同意，此任务下达我校，即由我主编而成《中医学概论》。1957年8月，我奉调至北京中医学院（现北京中医药大学）任教。

　　来京后，接触到五湖四海的中医界人士，眼界更见广阔。首先我着意于学习"北京四大名医"的医案，其中对施今墨老大夫的处方，更是加意揣摩。当时有人对施老之医道似有非议，但我却认为施方用药虽多，但理路清楚，不失大家风范，心窃许之。再有关于北地用药，则又与江南大异，估计是气候高寒，人禀较厚，耐药力强之故，所以用方亦较南方为大。记得同事老大夫之间，为柴胡一药，曾屡起争论。有谓升散劫阴，不宜重用；有谓清降凉润，大剂无妨。最后，我亲自找到药房，问明底细。原来柴胡品种，有六七种之多，南柴胡为茎叶，故有升散之用，而北柴胡则用的是根，并且不是一个品种，故其用法亦不相同。此后，我之所以敢于用柴胡有时可达一两之多，且用途之广，远较在家乡时为宽，亦端在于此。对于附子的认识，也同样如是。在家乡时，习惯上对附子的"走而不守"有些害怕，故用量一般只在二三钱之间，而现在我用其纠正冠心病、风心病心衰时，常用量就是一两，疗效较为满意。来学院工作的二十余年间，除繁重的教学任务外，临床科研是我始终坚持的工作。我一直认为，验证传统理论，创立新的观点，都离不开临床实践，没有扎实的临床实践基础，中医理论教学效果也不会理想。在这里值得一提的是以河间地黄饮子治疗晚期梅毒性脊髓痨的科研成果。

　　1959 年 12 月中旬，在苏联召开的皮肤科国际医学会议上，我国中医界首次提出了《中医药治疗脊髓痨疗效观察的初步报告》，指出"中医药地黄饮子肯定是脊髓痨治疗中的一个新疗法，它在脊髓痨治疗中是一个新的研究方向"。这是中医药学术论文首次登上世界医学学术会议讲坛，并以其对此病的新颖治疗方法和肯定疗效，博得与会各国学者的重视。

　　这一科研成果是我与当时附院的几位同志和中国医学科学院皮肤病研究所协作搞成的，有效率曾达到 80% 多。"晚期梅毒性脊髓痨"系西医诊断病名，主要是由于梅毒（螺旋体）侵入脑脊髓神经，使部分神经受到损害所致。其临床症状主要有闪痛、遗尿、排尿不畅和尿潴留、便秘或不禁、性功能丧失、部位性束带感、感觉异常、踩棉感等。临床检查则应注意共济失调、深浅感觉、深浅反射及脑脊液化验等。这些症状，以中医术语表达，即是两足瘫痪或痿弱，行立不正，肌肤麻木，或如虫行作痒，筋骨窜痛发作无常，胸胁胀满，小便困难、淋沥、癃闭或失禁、遗尿，大便秘结或滑泄不禁，阳痿，以及其他如头痛眩晕，心悸怔忡，多梦，口干不欲饮，畏寒或背部恶寒，手掌心热，面色不华，遗精，脉弦紧或沉细虚数等。根据中医辨证分析，应为肝肾两亏，虚风上扰之"风痱"证。风痱为中风病症之一类型，其主症是四肢不收，痿废麻木，行走及掌握不利，甚则不能步履等，此与脊髓痨之临床表现极为相似，所以我们认为脊髓痨的中医疗法，应从中风病症的辨证论治寻找线索，特别应以"风痱"证为其重点。故此，我以为法当滋养肝肾，温补命门，用地黄饮子加减进行治疗。实际上用地黄饮子治疗"虚风"，还得追溯于家父的经验传授。父亲当时在农村行医即曾用地黄饮子治疗多例虚风患者（当然由于当时条件所限，无法验证是否都是脊髓痨，但某些病例其证候表现有相似之处）。我本人于1957年以前亦曾在靖江和南京等地，用地黄饮子加减治疗多例"虚风"患者，其中有一例验案曾发表于《中医杂志》（1959年9月号）。有关治疗脊髓痨的论文，亦曾于1960年5月在《中医杂志》正式发表。

四、治学现代，立志变革

我认为，中医要勇于变革，敢于创新，才能有较快的进步。要有意识地吸收和应用现代科学技术，剖析和验证中医学的科学内涵，使中医学的理论和临床诊疗现代化，方能跟上现代世界医学科学发展的步伐。因循守旧，故步自封，是没有出路的。

新陈代谢是宇宙事物发生发展的普遍规律，这个规律的关键，就在于一个"变"字。中医学术已有数千年的历史，其本身也是在不断地发展变革之中得以逐渐完善和深化的。自《内》《难》成书，中医理论体系初步确立，其一"变"而出仲景《伤寒》《金匮》，创立辨证理论；再"变"而出金元四大家，衍革成各科不同的学术流派，丰富了中医学脏腑理论和辨证内容；三"变"而出温病学派，创立卫气营血、三焦辨证理论和方法，丰富和发展了外感热病的辨证体系。其他如临床应用技术和方药的发展，亦莫不如是。可以看出，古往今来，举凡有所成就的医学大家，可以说都是在继承的基础上，有所变革和创新而取得成就的。倘若历代医家亦只是因循于经典而不敢越雷池一步，则中医学术至今可能仍处于《内》《难》的水平。

基于上述观点，我于1961年曾写文对《伤寒论》《金匮要略》两书进行评价，在肯定其继往开来创立辨证论治体系伟大功绩的基础上，从病因、诊断、治疗及误治救逆等方面指出了其不足之处，对当时的全本照搬，字字珠玑，一字不能改，一字不能移的讲授方法表示了不同意见。实践证明，此一看法还是有道理的。

关于温病的分类辨证问题，我根据多年的教学和临床经验，深感一版、二版《温病讲义》虽有一定成绩，但也确有某些编排方法值得进一步商榷。例如，把叶氏《外感温热篇》所提出的卫气营血分证，与被吴氏《温病条辨》发展了的上、中、下三焦分证混同而立论，并将二者等同起来作为参照，实际上说成所有温病既能用卫气营血来辨治，又同样可以通过三焦来分证，这实质上打乱了温热病卫气营血相传的规律，并混淆了卫气营血辨证和三焦辨证在临床实用过程中的不同意义。其次，该教材还把吴氏《条辨》所列九种温病，除去温疟未被选入，冬温并入风温，其余七种（温热被改成春温），不但沿用了病名，并强为分割，分章立说，各为证治，其烦琐重复，自不待言。特别是对于很多由同而异、由异而同的道理，未能阐述清楚。而且，二版教材虽然撇开了"伏邪"致病之说，但仍因袭吴氏以季节时令来定病名的传统做法，特别是惑于《素问·热论篇》"先夏至日者为病温，后夏至日者为病暑"之理论，强分其为春温、暑温、伏暑三者，从表面上看似乎证治分明，而实际上却是用季节强分病证，干扰了中医学辨证论治的优良传统。因为用时间一日之先后来分病证，这不单造成概念上的混乱，而且在临床客观实际中也是不存在的。为此，我在温病教学中进行了如下调整和变革。

（1）将外感热病，按其性质不同划分为温热和湿热两大类型。温热属燥热一类，因其有伤阴耗津血之特点，故其治法即以祛热（包括辛凉发汗、清泄和养阴等法在内）和保津血（包括滋阴、凉血、生津和急下存阴等法在内）二者为重点。湿热则系由湿郁而生热，不易伤阴而重在伤阳。且祛湿即可通阳，湿去则其热不能独存，故对于湿热证的治疗，即着重以祛湿为务，至热度上升较高时，方配合苦寒药物，取其寒以清热、苦以燥湿，原则上仍以治湿为主。

此外，关于温热夹湿与感寒化热二证型，我认为此两种病象在外感热病之中，一般只在某些病程阶段出现，不占有疾病之全过程，故应按特殊证型处理，不具备传变的规律性。

（2）抓住温（燥）热伤阴、伤津血之特点，伤津及血，则必然导致邪热内传，由气及血，再结合其浅深、表里次第，故认为以卫气营血之传变来分析温（燥）热病机是比较适合其发展规律的。因此，我决然采用叶氏提出的卫气营血分证方法来限定辨治温（燥）热病，并着重阐明在卫气营血各证中既要分出重点证型，同时还要抓住各自的主症。

例如，卫分病的主症，应抓恶风寒和脉浮两个重要体征（病有发热、口渴、脉数，但此系外感温热病主症，非卫分所独有），并根据其温热在表，有在肺与皮毛之特点，重点又区分出热在皮毛和热在肺卫两个证型。

气分病的主症是不恶寒、但恶热，我认为这和伤寒太阳病和少阳病传入阳明经的无寒但热，已无根本区别，在治疗方面，也不必再区分什么"伤寒"或"温病"。病入气分，我大体上区分为热壅在肺、热扰胸膈、热在肝胆、胃热亢盛（肌热）和热结肠道等不同证型，每个证型又抓住其主要症状，再区分为不同的具体病证，如热壅于肺又同时分出肺热、肺燥和肺痈等三类病证。在治疗方面，肺热须重在降热，肺燥则重于清润，肺痈则须通瘀肃肺为主等等，以此类推。关于营、血病主症，亦是依此规律，详予分类辨析，区分为各种具体证型。

（3）关于湿热病，我主要抓住其水湿流下，湿为阴邪，不伤津血，重在伤损阳气之特点。由于阴血未伤，故湿热为患只在卫、气分留恋，而不能伤阴入于营血。更兼湿为重浊腻滞之邪，最易阻遏人体阳气之舒展，故有一分湿邪，即可出现一分阴寒之象，一般甚少见有不恶寒、但恶热之气分见症。又由于脾恶湿和湿邪最易困脾，故湿热病初起，即常见脾的运化功能减退及肌湿身重等见症。在临床表现上虽也可出现恶寒、身痛等症，但实质上并非表证，而是由于湿郁阳遏、温煦失职所致。为此，根据湿热为患之病机及其固有的传变规律，我认为卫气营血的分证方法，根本不能适用于湿热病之辨证，而比较切近和能适应湿热病规律的，则应推三焦辨证。而且，三焦本身即是水湿运行、蒸腾气化的通道，对人体之水液代谢，废水（湿浊）之排除，起着无可争辩的作用，故此，我决然采用了吴氏的"三焦分证"来限定辨治湿热病证。

由于湿热之热，乃由湿郁而化生，故湿之与热常胶结在一起，其排解亦有一定之难度，故其治疗原则应重在治湿，湿去则热不能独存(已从化为温热者例外。对于外感热病的体质与"从化"问题，另有拙作发表于《新医药学杂志》1978年7月号，对上、中、下三焦湿热病分证，亦作了具体的分类和辨析）。

（4）通过这样的整理，首先使辨证论治不受时令季节的限制，从而灵活自如地运用于外感病的诊疗实践。季节只能说明正常情况下的岁运，并不代表"六淫"的出现规律，故风温、燥热、风寒化热等均可于四时发生，而暑热之证则可能先于夏至或后于秋分见到。其次是阐明了不同的发病及其转化。在同一时间地点生活，可见有不同的发病，并可以在发病情况基本相同的情况下，产生不同的变化与转归。此为历来产生伤寒与温病、新感与伏邪等争端的症结所在，我认为只要抓住辨证求因这一环节，同时承认不同的患者体质（形藏）在发病及传变中的作用，则以上争端是不难解决的。

基于立志变革的指导思想，从1964年起，我也从辨证论治和辨病论治乃至"抓主症"的角度做过一些肤浅的研究和探索。直至目前尚有人说中医是辨证论治，西医是辨病论治，实际上这种见解是不符合临床实际的。中医、西医都讲求辨证，也都讲求辨病，若中医不讲辨病，则气、血、痰、火、风等理论和治疗方法又有何用处，而西医如果丢掉辨证（证据），则甚至连最起码的化验检查也不能确定，更无法进行疾病的诊断，只不过二者用症（症状、体征）来辨病的方法和途径不同罢了。我认为辨证是基础，辨病是方向，中医西医两者的辨证与辨病同是认识论的两个阶段，即由低级到高级，由感性认识到理性认识的过程应该是一致的。也就是说，我们应该而且能够把西医的辨病和中医的辨病统一起来，把西医的检查结果和中医的辨证辨病结合起来，具体地说，就是使西医的诊断有机地加入中医的辨证规律和内容，为中医的辨证论治体系服务，以便更科学地提高中医的辨病水平。近些年来，我是有意识地这样做的，虽然由于种种原因，工作开展得不多，很多临床资料还有待于继续观察和整理总结，并使之升华为新的理论，但可以肯定地说，此一辨证辨病相结合的研究途径和方法，无疑是正确的。

关于"抓主症"，这是辨证论治和辨病论治在临床实践中的具体体现。通过多年的临床医疗，我发现很多疾病都是错综复杂、矛盾重重的，抓不住其主要矛盾则头绪万千，很难解决，可是，一经抓住主症，把握住主要矛盾，则疾病就会服服帖帖，一环松一环地缓和下来。

例如辨治高血压病，我是这样抓其主症的：首先把它分成虚实二型。实证多为肝阳上亢，见有耳鸣则主要运用龙胆泻肝汤以清泄肝火；见头痛便秘则用泻青丸以通肠散火；但见头重（昏胀）脚轻（无力）、睡眠不实，则用天麻钩藤饮加减以平肝潜阳。虚证常为肾气之虚，又有阴阳之别，阴虚主用滋补肝肾，以六味地黄丸类方为主（包括杞菊、知柏、归芍、麦味等地黄丸制剂）；阳虚水饮不化，则常用温阳化水，轻则苓桂术甘，重则配合真武汤同用。根据本人经验，这样即可把握病情，做到心中有数。

再如泌尿系感染，其临床表现有尿频、尿痛、小便不禁、腰痛、少腹胀满等，但在西医确诊为泌尿系感染的前提下，运用"抓主症"的方法，还是可以重点区分为肾盂（或输尿管）、膀胱、尿道三种类型。病在肾盂（或输尿管）者主要抓腰痛为主，治以济生肾气丸加减；病在膀胱者应抓少腹急痛、尿频或不禁，治用导赤散加减，有尿不禁者，大致为膀胱括约肌受到影响，配合当归贝母苦参丸同用即可；尿时疼痛，属尿道刺激征者，病位一般在尿道（有少数病例系前列腺炎影响尿道），当利水通淋，用八正散加味不失为基础主方。而泌尿系炎症顽固病例，则可加用柴胡、五味子，据现代科研证实，此二味协同使用，能杀灭引起泌尿系炎症之大肠杆菌，故遇泌尿系感染反复发作时，可加入主方使用。如此就把西医的辨病与中医的"抓主症"有机地结合起来，指标明确，用药有规律可循，实践证明，可以提高中医治疗效果。

下面仅就呼吸道疾病的"抓主症"做简要介绍，根据多年的临床摸索，对于整个呼吸道疾患，我重点抓了一个"痰"作为主症，不管呼吸道疾患多么复杂，只要抓住痰的变化，则其他问题便能丝丝入扣而逐一解决，兹列简表如下。

其他系统疾病及具体病证之"抓主症"，均依此类推。应当指出，在抓中医临床疾病主症的同时，另有一类疾病我是以抓西医的诊断为主，即是把西医的诊断作为主症来抓，其意图也是想把西医的辨病诊断归于中医辨证辨病论治范畴。除了十几年前学习外地咽白喉合剂治疗白喉、活血化瘀治疗宫外孕、大黄牡丹皮汤治疗阑尾炎和大剂量枳实合剂治疗胃下垂的经验外，近年来我又探索了用大承气汤加味治疗肠梗阻（有套叠、嵌顿者除外），用清咽解毒法治疗咽炎及扁桃体炎，以升阳散火法治疗颌关节炎，用温化寒湿法治疗妇科宫颈炎，用清燥湿热法治疗宫颈糜烂等等，都是循此途径。

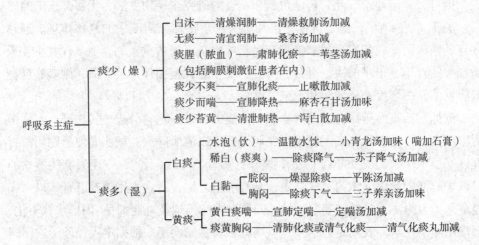

总之，路子是比较宽广的，只要我们沿着马列主义的认识论道路走下去，在中医学理论体系中创新是完全可能的。

（原载《山东中医学院学报》，1984年第8卷第3期）

漫谈如何学习中医

一、两种学习中医的方法

学习中医从来就有两种学习方法。一种是传统的学习方法，这种方法大致导源于儒家。像孔子提倡的学读五经，以后又有四书，这四书就是学习孔孟自己及其传人。中医根据这一方法，先从读"经"开始，学习四大"经典"著作。由《黄帝内经》(《素问》《灵枢》)到《难经》《伤寒论》《金匮要略》，由古至今，由远而近，提倡死记硬背，这都是继承儒家孔孟的一套学习方法。这一套学习方法，其优点在于较多地了解古代医学的内容。但也有缺点，就是了解现代、近代的医学知识较少，和临床结合得较少。例如《黄帝内经》中一共是 162 篇文章，真正讲实际运用的方子才 13 个，而且有些现在已经失传或不用了。

第二种学习方法，就是先学看病、抄方，学习老师的实际经验，同时读一些与临床辨证论治关系密切的书籍。这些书籍包括如何诊断、辨证、立法、组方、给药等内容，主要用以指导和解决临床问题。随着学习的深入，由浅入深，由近及远，从实践上升到理论，最后，有的也可以上溯到《黄帝内经》《难经》《金匮》《伤寒论》诸书，但主要工夫却并不放在那些古典医籍上面。

上述两种方法，各有短长。第一种方法，主要采用讲书、读书和背书的形式，老师讲书，学生读书、背书。这样有利于"大生产"，开设大班讲课。而第二种方法，基本形式是师带徒，手把手教，相对第一种方法来讲是"手工业"。显然，如果把两种方法结合起来，取其长而去其短，不但形式可行，而且效果会更好。所以，目前我们中医院校的教学就是采纳了这种方式。按照教学计划要求，先学习一些真正的中医基础书籍，如基础理论、中药、方剂等等，并且要求学生早临床、多临床。这可说是撷取了第二种学习方法。在学完一段基础理论又进入一般临床以后，再安排学习一些古典医著，如《黄帝内经》《伤寒论》《金匮要略》等原文摘要。这等于是吸收了第一种学习方法的主要内容。由于有较长时间的课堂教学，因此具备了第一种学习方法的优点。进入临床课后，教学形式从以课堂教学为主再逐步向临床教学为主过渡。学生也从以学习书本知识为主逐渐过渡到以学习实践经验为主的形式。尤其是最后一年的临床实习，更加突出了第二种学习方法的特点，注重实践，注重解决实际问题。因为我们培养的学生，将来毕业后，大多要长期从事临床工作，那么，在教学过程中必须要强调学以致用的问题。

二、中西医关系问题

顾名思义，来中医学院是学习中医的，是以学习中医为主的。但是，目前有些特殊情况，要求学生在以学习中医为主的同时，还必须学点西医知识。那么，在整个教学计划中，中西医内容的比例应该是多少呢？以前，也可以说自有中医学院以来，一直在为此问题而争论。我个人认为，不管学习西医知识的比例如何，即使是 2∶8 或 1∶9……学习点西医知识总比不学好。为什么必须要学习西医知识，有以下几点理由。

（1）医学经常借助于其他学科才得以发展。由于长时期以来，中国是个农业古国，和农业有关的天文地理学科在当时是比较发达的。因此，中医是在古代农业、手工业基础上发展起来的，并且在长期医疗实践基础上，把天文地理知识和古代哲学等运用于医学领域，借以说明人体的生理功能、病理变化，指导着中医临床的诊断和治疗。由于当时和以后的客观历史条件的限制，中医甚少使用现代设备、科学仪器，这就使得中医了解宏观世界的东西较多，却不能进入微观世界，说明问题一般只能局限在定性的范围之内，而用定量的（如数据）方法却为数不多。例如阴阳这个问题，在中医界历来都很重视，如有人就说中医就是讲的阴阳，"一言以蔽之曰阴阳而已"。其实并非完全如此，实际上不阴不阳者有的是。西医就不同于中医，拿发热性疾病来说，它用体温表按时间与次数测量体温，因此有数的概念来描述体温的高低情况。而中医只能用"壮热""大热""高热""潮热""低热"等名词描述发热的情况，那么究竟"壮""大""高""潮""低"到什么程度呢？这就说得不准确了，容易造成诊断和治疗上的差错。再说中医所说"脉数为热"，这里的"数"是属于数值的范畴，但"六数七极""脉至八至以上者死"，这些数据用的又似乎欠妥。因为一呼一吸（即一息）脉跳八次以上者，并非患的都是死病，更不都是热病。可以举一病例加以说明。

贾某，女，17 岁，败血症继发骨髓炎。高热近 70 天（体温高峰可达 42℃），脉搏 150 次/分以上。按其脉数，应是热病，按其八至以上，应为死病。其实此病，既非热病，亦非死病。我辨证为：阳气虚发热。用参附汤加鹿角胶治疗，结果把病治好了。运用西医的诊断、中医的治疗，正确地治疗了疾病，确实比"单打一"疗效高。所以我认为，中医在临床实践中，既要突出自己的特色，发挥自己的长处，又要力争和现代科学（其中包括西医）结合，以避免自己的短处。因此，从客观实际情况出发，中医院校的学生不学习西医知识是不行的。

（2）人体的生命活动过程是一个复杂的矛盾斗争的过程。健康时，各系统器官的活动互相协调，维持着动态平衡；机体与外界环境也是既对立又统一的。然而在一定的致病因素作用下，出现致病因素造成的损害与机体抗损害之间的新的矛盾斗争过程，机体表现出组织器官的功能、代谢和结构上的病理变化，机体与外界环境的协调发生了障碍，进而可以影响健康和劳动能力，这就是疾病。而世界上的疾病种类繁多，且每一种疾病又有他自己的特殊性，即使是同一疾病在不同的个体上，其发生发展也有差别。要想在错综复杂的临床表现中，做出正确的诊断和处理，单凭直观和宏观是根本办不到的。比如肺结核、肿瘤、血液病等病种，都必须要早期诊断，不能早期诊断，就会耽误病情，使病程延长或失去治疗时机。可是中医如何能早期诊断呢？我常说，中医辨证论治主要看症状，没有症状，中医就难以入手。辨证论治的依据，就是患者身上反映出来的症状。可是一些病的早期，就是没有症状，这给中医的早期诊断造成了困难。有人说用三指诊脉，不待患者开口，就能知道病情根源。用科学的标准来衡量，这种说法是根本站不住脚的。显然，西医借助显微镜、电子显微镜、胃镜、X射线等等现代化设备，在诊断等方面明显占优势。

（3）中西医之间，要互相学习、互相团结，为创立我国独特的新医学、新药学而努力奋斗。这是毛主席、周总理等一贯倡导和指点的道路。

从科学发展的历史来看，开始时各学科之间并无明显界限，只是随着科学的发展，才人为地分成社会科学、自然科学，自然科学又分为理、工、农、医等等诸门学科。待科学发展到一定程度，分支很细的情况下，各科之间又发生了更密切的联系，产生了一些综合学科、边缘学科等。因此学科之间是相互关联的，每一门学科的发展不是孤立产生的，而是学科之间互相促进的结果。所以，要想发展中医，不借助于其他学科是不可能的。

要想借助其他学科发展中医，除了物理、化学、数学等等学科和一些现代化设备外，尤其要借助于西医。这是为什么呢？因为中西医理论虽然不同，但他们从不同的角度来说明人体的生理、病理，进行人体疾病的诊断和治疗。既然二者说明的是一个问题，分析的是同一件事物，那么它们之间难道还有什么不可逾越的鸿沟吗？又为什么不可以互相借鉴呢？

当然，这种学习应该有一正确态度。我认为要保持自己的本色、自己的特点，又要不断增添新的内容。要"洋为中用"，而绝不可有民族虚无主义，把自己的东西随意否定。我们要创立的新医药学，是既具备中西之长，而又各去其短，应当既超过东医（中医），又超过西医，这才是我国医药界应该探索的道路之一。

三、我的学医体会

1. 死记硬背入门书籍

我是家传中医，从小受祖父孔孟之教的影响，有一定死记硬背的能力。我中学没读完就弃学就医。开始，虽然白天跟着父亲抄方、看病，但主要精力却放在背书上。每天早晚，根据父亲指定的书目，死记硬背，必须背得滚瓜烂熟。这些书都是学习中医的启蒙读物，能很快引导初学者入门，如《汤头歌诀》《医宗必读》上的"本草""脉诀"等等。旁及陈修园的《金匮·伤寒真方歌括》《时方妙用》等也必须精研细读。以后父亲又指定我读程国彭（字钟龄）的《医学心悟》。其中的第一、二卷，家父认为它长于辨证，读后能使人豁然开朗。其后还熟背《温病条辨》，研读《温热经纬》。家父认为王孟英述而不作，以经为经，以"五大论"为纬，都是别人的，因此不必背诵《温热经纬》。但家父对《王孟英医案》却甚为赞赏，认为他有解决疑难问题的能力。

2. 苦练临床诊断治疗基本功

读了上述诸书后，父亲便放手让我问病史和书写病历，引出诊断，然后初步拟方给药。但这些只能写在另纸上，不作为正式处方。待家父看后，如果认为我诊断的脉证对了，就高兴地让我抄在正式处方上。如果认为我辨证错了，就毫不客气地当面指正错误，对我要求很严格。家父对正式处方很讲究，不但要求书写工整、文字流利、而且要求内容前后呼应。要求前面的病史、诊断、辨证等，要和后面的方药一气呵成，即看到前面的方案，就基本上能知道所处方的原则，而看到后面的方药也就基本上能知道前面所述的是什么病。如果不是这样，甚至出现前后矛盾的情况，那是绝对不允许的。

3. 放手实践从工作中学习

经过一个阶段的学习以后，家父似乎也看到我临症时胸有成竹，至少不会出大问题了，于是放手让我单独看病。一般都让我先看初诊，假使效果不好，他一定要寻根追源。

这期间他指定我读唐容川的"医书五种"，特别要我精读《血证论》。父亲认为，唐容川所著《中西医汇通医书五种》，其中只有《血症论》才是他的心得之作，别的都是写来装点门面而已。

4. 博采众长，择善而从

家父非常重视古今医案，要我多读、多看。如《医醇賸义》，这是师传要书，费氏心得。其他如《临证指南》医案、《柳选四家医案》《王孟英医案》等，要求我经常翻阅。特别是临床遇到困难，更要及时查阅参考。医案可以使人学的书本知识变得灵活起来，实际上是如何把理论与实践相结合的一种示范。

在此同时，须开阔眼界，博采广收。其方法是多看他人的处方。我家附近有一集镇，每逢二、五、八、十是集市，到时买药的患者比平时就要增多，我就到药店观摩别人的处方，从中受到不少教益。"三钱秘方，气死名医"。家父认为作为一个医生，必须学会看病，不能看病或看不好病是不能称其为医生的。的确，我随时随地都向别人学习看病。记得江南有一位老本家，请我去看病。临行，家父谆谆告诫我要"入国问俗"。每到一处，先去药店看看当地医生的处方，以观察地土方宜。要因地制宜，江南人体质较薄，用药宜于轻灵，最好多学叶天士。诚然，江南人视麻、桂、姜、辛、柴胡等为畏途，医生开了这些药，有的患者就担心害怕，不敢服药。后来我又去上海为人治病，正值中医考试，我也参加了考试，被录取后就在上海开业，又学了不少东西。听说有位王医生，一天挂240号，能两手诊脉。我去观摩，大体上知道他是"抓主症"，重在问诊，问出主症就开方，疗效甚好，否则不会有这么多患者。听说"张聋髶"能治湿温，我带一个患者去找他看病。看了他30~40张处方，了解到他基本上用的是"甘露消毒饮"的加减法，每张方仅7~8味药，药味虽不多，但疗效却很好。上海有许多处方都是小方轻药，对温散药似乎兴趣不大。

我到南京后，也是向同道多方学习，在谈心中交流经验颇有益。来北京后，我学习和积累了更多的新经验。例如关于柴胡这味药的用量，我在南方时是用1~2钱（3~6g），最多不超过3钱（9g）。到北京后，我治疗大肠杆菌感染引起的泌尿系疾患时，根据我的临床实践，每张方子一剂要用30g方能奏效。当时北京中医学院（现北京中医药大学）附属医院里南方大夫较多，为柴胡用量问题，常争执不休。于是我到药房去调查研究。了解到南北柴胡的品种不同，所以用量也就不同。北柴胡用量宜大，因而在我的处方中，大量使用柴胡是正确的。再如治疗高血压耳鸣，我用的是"龙胆泻肝汤"加味；治疗没有多少症状的溃疡病，我用的是"消溃汤"（诃子、甘草、白及、蜂蜜）。这都是我向患者处学来的。石家庄药厂生产的"耳聋丸"，我从包装的说明上，看到它基本上是由"龙胆泻肝汤"组成，于是我就用它试治高血压耳鸣，效果甚佳，现在变成了我"抓主症"的方。"消溃汤"这张方子是从河南患者传来的。我看到它大体上有止血作用，治疗溃疡病大便有潜血效果很好，但必须是寒热虚实症状不明显。现在，这张方子也已作为我"抓主症"之方。

从我习医几十年的经历来看，我深深感到，当医生是"做到老、学到老，做到老、学不了"。必须不满足于现状，虚心向别人学习。"三人行必有我师"，不能放过一点有益的知识。特别是中医，在旧社会出现的不正常现象较多，真正的大临床家由于业务繁忙，没有时间写书。可是不擅长于看病的一些医生，却连篇累牍地写个没完。故而，读古人书要知所取舍，不能盲从。

　　以上是我个人的粗浅体会，是出之于心，发之于口。取舍从违，有绝对自由，不同的意见可以并存。

（原载《中医教育》，1984 年第 3 期）

中西医结合开阔了我的眼界

　　我1940年就开业开展中医业务，1946年又参加了上海市的中医考试，取得了合法的开业执照，运用中医中药治愈过众多的危重疾患，因而取得了患者的信任。不过我在未接触西医和借助于现代科学仪器以前，经过我手治的患者，由于缺乏客观的定量指标，更不能深入到微观世界去观察患者，故而我对所取得的成绩是非常不满意的。当时所说的"重"病，究竟重到什么程度，根本无法确认，因为凭"四诊""八纲"所定的"重"症，有时是不真实的，而真正危重的病，甚至容易置人于死地的病，有些在早期是不易被我们的望、闻、问、切所测知的。例如：多种癌症和结核病的初起，常常是不显有症状的，没有症状则中医的"四诊""八纲"就没有了用武之地，不能早期诊断就是延误病程，给患者造成不应有的损失与痛苦。另外，由于我们本身的孤陋寡闻，也易使一些重大问题，习焉不察地忽略过去，只有借助于现代科学仪器的检查，只有走中西医结合的道路，才能把我国这份宝贵医学遗产发扬光大起来，为了说明问题，我举以下的例子，以资证实。

　　第一，我在1959~1960年间，曾和原北京中医学院附属医院的几位大夫一起去皮肤性病研究所和西医合作搞"晚期梅毒髓脊痨"的研究。临去以前，我并不了解这病到底是怎么一回事。当去看了患者以后，才知道这病原来是我早在临床常见的病。在家乡时，我随父亲学医时就见过不少，父亲叫它"怪病"。我亲眼见他治过几例，按"风痹"论治，用"河间地黄饮子"给治愈了。后来我又治愈过多例，也都是以此方治愈的。最突出的一例是在南京碑亭巷石婆婆庵门诊部接诊的一位名叫李翠莲的女患者，年51岁。她病已年久，四肢不能由大脑支配，吃饭时常常不自觉地将碗、筷甩掉，上街买东西，常常连菜篮都丢在路上，不顾而去，走路歪歪倒倒，脚下如踩棉花，跌跤不计其数。而且患者还有个特点，越是紧张，越是腿不能动。走在马路上，看到汽车来时，她反呆若木鸡地站在路中，好多次险遭车祸。她平时嗜睡，不择时间、地点、条件，她都能鼾然入寐。她给女儿看孩子，小孩从膝上滚到地上，她不知道，哭也听不到。给女儿做饭，锅塘里的火正在燃烧着，她已入睡了，几次把自己的衣服烧坏、皮肤烧成烫疮，险遭火灾，她还是一如其旧，只爱鼾眠。来到门诊部就诊时，她已发展成"舌强不能言"，讲话完全不能使人听清，要请陪同来的邻居老太太叙述症状。（患者）

其时面色红润，外观上看不出她是久病之身，我根据她的"暗厥风痱"的主症，投用了"河间地黄饮子"。结果她第二次来诊时，就没有带邻居老太太来，因为讲话已能听懂了。服药一月余，患者已完全恢复正常。以后我又治过本市朝内市场的一位售货员，四肢瘫痪，完全失去劳动能力，是四个人用门板抬来看门诊的，我诊得他的病是属风痱以后，还是用河间地黄饮子，结果患者第二次来诊就是拄了双拐来的，还上了一层楼梯，服药不久，完全恢复了劳动能力。

有了以前多次的临床经验，我见到皮肤性病研究所的这些患者时，便胸有成竹地对客挥毫，不加不减地开出了十多张河间地黄饮子的方子，结果患者服药后都反映有效，于是我们又去本市协和医院及天津市总医院等地，大量地收治患者，最后总结疗效，有效率在 80% 以上。《中医杂志》和《健康报》等先后报道了我们的研究情况。1959 年 12 月中旬在苏联莫斯科召开的皮肤科学年会上，还宣读了我们的一篇题为《中医药治疗脊髓痨疗效观察的初步报告》的论文。

可是，事情总应该严于分辨，就在 1962 年春季，我父亲在家乡一个医院里工作时染上了结核病，结核迅速地扩展成为粟粒性肺结核，转而成为结核性脑膜炎，脊髓神经重度受损，同样出现脊髓痨的四肢不收主症。老人盲目自信，认为"河间地黄饮子"是治疗此病的妙剂金丹，可是他不懂西医知识，不知道结核引起的脊髓痨和他平时所治的晚期梅毒（可能）脊髓痨，病非一端，治疗有别，于是他过早停用了抗结核药物，专恃服用中药来治疗。结果，结核迅速扩散，病情急剧恶化，舌暗不能言，肢废不能举动，连耳、目亦失去视、听能力，且循衣摸床，"坏病"现象毕呈，急电促余返里，再用诸抗结核药已不起任何作用，药救无方，回天乏术，老人便以初登花甲之年，长辞人世。

从这里面可以得出经验教训，现代化的科学设备和现代化的人，是发展中医事业的必要条件。我的老父亲当年曾以"河间地黄饮子"这张名方，征服过为数甚多的"暗厥风痱"顽病，可是，却又因为自己缺乏现代科学与西医学知识，反因"河间地黄饮子"而自误致死，这种"成也萧何败也萧何"的经验与教训，我是没齿不忘，并要让后人知道，避免覆辙。

第二，1978 年，我去本市解放军 309 医院会诊一患者，系外地某军区医院久治无功的高热患者。在外地已住院近 50 天，病也查清楚了，是肺部大肠杆菌感染引起的右肺大面积肺炎（做过五次痰培养，均出现大肠杆菌生长）。可是遍查国内资料，未发现此类报道，一般治疗又不起作用，故转来其上级医院治疗。转院来京，又已两周，查国外文献，发现在日本国有过两例报道，可是所报道的治疗手段，在该院均已用过，已说明其无效。不得已才由家属出面，辗转相求，来请我去会诊。我根据其主症咳喘吐白沫，同时见有高热，乃确认该病属于"肺痿"，治肺痿我用"喻氏清燥救肺汤"加减，是积有经验的。针对其病属肺部大肠杆菌感染，我又把治胆系、泌尿系大肠杆菌感染的经验给加上了，果然，药到病除，在一周内患者的体温便由每天高峰期的 41℃以上，降至 38℃以下，咳喘亦平，痰培养多次，不再见有大肠杆菌，且体重日增，病体很快恢复，唯因年事已高，肺炎吸收较慢，住院观察三个月有余，一切正常出院，追访 9 年，患者一直健康甚好。

这一病例，从中医看亦是比较简单的。因为"肺痿吐白沫"，这在中医古籍《金匮要略》上即已提出，不过我治肺痿是选用清肺润燥的喻氏清燥救肺汤，不论其发热与否，概以此方为主，这一治法，早就纳入了我们"抓主症"范围，治愈的患者，已需用三位数计算。这些患者病程最长的达 17 年，常因辨证不明，痰、沫不分，导致燥湿混淆造成延误。但是，认识到该病中有国际上没有解决的问题，我是从见到这个患者开始的。

取得这一次成功，首先要归功于党的中西医结合政策的英明正确，因为没有中西医结合，没有科学仪器的协助，我就根本不会知道使用杀灭致病大肠杆菌的药物；而我所以能掌握杀灭致病大肠杆菌的药物，还是从多次实践，验证染有大肠杆菌患者的疗效中得来的。中医要做出水平，赶超西医学，就必须搞中西医结合。

第三，1973 年，我到河北省遵化县（现遵化市）去"开门办学"，在该院住了一位 17 岁的女青年，先因败血症入院，后又并发了骨髓炎，高热近 70 天不退，每天发热有两个高峰期，体温可近 42℃。由于"炎症"的破坏，患者的一侧小腿骨已烂去 2/3。西医每天测病菌对药物的"敏感"，可是"敏感"药物总是不敏感，病情有增无已。患者严重贫血，全身皮肤包括口唇、舌质在内，都看不出有红的颜色来，但饮食尚充，胃肠无病，汗出热减，照常能进餐。其脉跳每分钟在 150 次以上，这是西医查房记的，中医的指端感觉，已经数不清楚患者脉跳的次数了。在这种情况下，西医束手无策，才转请中医会诊。我观察到患者的两足跟还是凉的，发热虽高，但全身个见热象，故而就认定她病的是假热，由阳气衰竭所造成，故而就选用了鹿附汤加人参为主治之，清热解毒剂只用了少量以为反佐，药入未久，体温乃逐渐减轻，大致未出半月，患者即热退身凉，病已基本痊愈，但因小腿骨生长较慢，故迟迟不能下地活动。

这一病例，虽不是国际上的尖端，但也算是西医所难了。而我们用真寒假热的理论，可称"效如桴鼓"，要不是中西医结合，我又怎么能知道这个病是败血症？更不知道其病有骨髓炎、损害骨质的情况，于此可见中西医结合对中医也是无比重要的。

中西医结合，是一门高深的学问，是旷古未有的新事物，我虽"心向往之"，但是究因基础太差，所学有限，因而知道的东西很少。但我们不能说就自甘门外，总是可以搞一点的，涓滴之流，可成沧海，拳石之积，可起泰山，只要大家动手，取得巨大的成就是很有希望的。我自己深深地感到，在数十年前的小我，只生了一双中医的眼睛，看到的只是宏观世界的东西，也根本没有数据和定量的概念，于是，虽然热衷于治病救人，但其中有很多是出于盲目性。由于有了党的正确领导，众多的良师益友（西医同道们）又不惜耳提面命，我现在似乎已经增添了一双"慧眼"，能看到一部分微观世界和定量的东西了。不但能看到，我还经常把定性和定量、宏观与微观、辨证和辨病结合起来，将西医的诊断纳入我们的辨证论治之中，这样既有明确的指标，又不脱离中医固有的体系，于是就构成我新成的一套"抓主症"的经验，提高了为患者服务的能力和治疗效果，我敢于非常自豪地说，新我是远胜旧我的，几十年来，我已取得了足以自我鼓舞的进步。

理法证治

略谈从辨证论治辨病论治到抓主症

辨证是基础，辨病是方向。辨证和辨病是认识论的两个阶段。证只能解决疾病的现象问题，只有认识了病，才是抓到了疾病的本质。我认为中医西医都是辨病论治的，搞中西医结合，就不但要辨中医之病，并且还要逐步做到辨西医之病而论治。1964 年我讲辨证和辨病问题时，曾举了已经崭露头角的咽白喉合剂治疗白喉，活血化瘀剂治疗宫外孕，大黄牡丹皮汤的加减方治疗阑尾炎和大剂量枳实治疗胃下垂等作为例证，认为这是辨病论治的高级阶段，尽管当时只是少数几个病的辨病论治，但是却体现着中西医结合的方向。类如这些，便可不必从头再辨证，而是直接加以对病治疗。当然在疗效问题上还是应该继续发展的。至于不具备以上条件的那些疾病，则应抓紧中医固有的辨证与辨病，并不断地予以总结提高，以期能有更多的疾病做到用西医的明确诊断进行针对性的治疗。我认为这样的做法，与毛主席要求的："把中医中药的知识和西医西药的知识结合起来，创造中国统一的新医学、新药学"是适应的，其后我又在搞辨病论治的基础上总结出一个"抓主症"的问题，就是在这方面的一些心得和体会。

一、辨证和辨病

一直都有人在说，中医是辨证的，西医则只是辨病论治。而我却认为，中医和西医，都讲辨证，也都讲求辨病论治。中医不讲辨病，则气、血、痰、火、风等等的治疗方法，便没有用武之地，而西医如果丢掉辨证，则可以断言，他们会连一张极起码的化验单都开不出来。不过二者用症来辨病的方法不同罢了。二者的辨证与辨病又同是认识论的两个阶段：即由低级到高级，由感性认识到理性认识的过程则是一致的。所以，我们应该而且能够把西医的辨病和中医的辨病统一起来，把西医的检查结果和中医的辨证、辨病结合起来。具体地说，就是把西医的诊断加入中医的辨证内容，我就是这样做的。例如，治高血压时我除根据中医的传统辨治疾病的方法以外，常加上夏枯草、青葙子、苦丁茶等以降血压。见心衰心跳达 150 次 / 分以上的患者，我敢于大量使用附子强心。这就是西医的诊断给了我力量。同时我也常利用西医的明确诊断，再加上中医的辨病分型进行治疗。例如，在治溃疡病时，我就把它分成酸多、酸少、胀甚、痛甚以及无明显体征等几个类型。酸多的就制酸健胃；酸少的就益胃建中；胀甚的就以治气为主；

痛甚的以利血为先；无明显体征的就直接以消溃方等属于单方验方之类的方剂治之。治疗方案定下来以后就坚持一个阶段。疗效也还基本满意。比起过去的治随症变，整天跟在枝枝节节的症状后面转，朝方夕改强得多了。我认为：中医的辨病和西医的辨病还是可以统一起来的。有些属于治疗法则上的不一致，例如治疗阑尾炎、肠梗阻等究竟须不须禁下？治疗溃疡病穿孔须不须绝对禁止饮食？这是学术上的争鸣问题，通过实践和总结经验，问题最后不难得到解决。本人工作做得不多，有待于继续积累和总结经验，并使之上升为理论。

二、抓主症

毛主席曾经说过："研究任何过程，如果存在着两个以上矛盾的复杂过程的话，就要用全力找出它的主要矛盾。捉住了这个主要矛盾，一切问题就迎刃而解了。"以毛主席的哲学思想来指导防治疾病的实践，我发现好多疾病都是矛盾重重的，捉不住它的主要矛盾，它就像狂躁的猛虎一样，很难驯服下来，可是一经抓主症，捉住了它的主要矛盾，它便又服服帖帖，一环松一环地缓下来了。例如在辨治高血压患者时，在十余年前，我总觉得千头万绪，不知从何抓起。因为它有实有虚，虚中有实，实中有虚，治虚碍实，治实碍虚等等。可是近年来我通过审慎地观察，捉住了它的主症以后，就又好像纺纱工人一样，万缕千丝，丝丝都能入扣。我是这样来抓住它的主症的：把它分成虚、实二型。实证多为肝阳上亢，见有耳鸣的我就主用龙胆泻肝汤清泄肝火；见头痛便秘的就主用泻青丸通肠散火；但见头重（昏胀）脚轻（无力）、睡眠不实的，就用平肝潜阳的天麻钩藤饮加减治之。虚证常为肾气之虚，有阴阳之别，阴虚主用滋补肝肾，如六味地黄丸类方（包括杞菊、知柏、归芍、麦味等）；阳虚水饮不化，则常用温阳化水，轻则苓桂术甘，重则配合真武汤同用。我看这样解决这个问题基本上可以，起码做到了自己心里有数。再如治泌尿系感染，看来事情亦不少，又是尿频，又是尿痛、不禁，又是腹痛、少腹胀满等等。可是，在西医确诊为"泌感"的前提之下，只要认真抓起主症来，还是可以重点分为肾盂（输尿管）、膀胱、尿道三型，病在肾盂（输尿管）的主要抓腹痛为主，治疗主以济生肾气丸加减，病在膀胱的抓少腹急痛，尿频或不禁，治疗主用导赤散加味，有尿不禁者，大致是膀胱括约肌受了影响，再配合当归贝母苦参丸同用即可；至于尿时疼痛，属尿道刺激征者，一般病位即在尿道，有少数是前列腺影响尿道，这在中医统称为淋病，利水通淋，久有成法，八正散加味总不失为一个基础之方。顽固病例可以加柴胡、五味子。据现代科研证明，此二味协同使用，能杀灭混进泌尿系统的大肠杆菌，故"泌感"反复发作的均可加入使用。我看这样一抓。把西医辨病和我们的抓主症结合起来，目标既明，决心更大，对提高疗效深感帮助不少。比过去讲的"五淋"

不知要高明多少倍！

另外，在抓主症之中，还有个一方多用的问题。比如：一个葶苈汤加味，就可以概治胸膜炎（大量胸水除外）、支气管扩张感染、肺结核空洞吐脓血以及肺脓肿等等。一个大柴胡汤的加减，就几乎把所有的胆道疾患统统管起来了。不管胆囊炎、胆道感染还是胆石症等，基本上都用此方。不仅如此，有好多的急腹症、肠道结核、胃酸过多等等，一经加减，即可取用。一个疏肝散结的主方，就可以概治乳腺增生、肋软骨炎。如再小事加减，则又能用来治甲亢及子宫肌瘤，使其症状得以控制。这样做，就把脏腑经络学说有力地推进一步，用现代科学知识武装起来，使之更加生气勃勃，生命无穷。

在抓主症时，另有一类病我是以抓西医的诊断为主的，实际上就是把西医的诊断作为主症来抓。除十余年前向外地学习的四个病的治疗（前已提到）以外，我又琢磨了用大承气汤加味治疗肠梗阻（有套叠、嵌顿者除外），用清咽解毒法治疗咽及扁桃体炎，以升阳散火为主治疗颌关节炎，用温化寒湿法治疗妇科宫颈炎，用清燥湿热法治疗宫颈糜烂等等，基本上都是走的这条路子。目前还有急慢性肾小球肾炎用的益肾汤，这是我从山西的同志那里学来的，重点是活血化瘀和清热解毒的合剂。我也想把它纳入这一条路子来走下去，并有希望把它应用到治疗多种链球菌引起的变态反应，如风湿病引起发热、关节炎、心肌炎、心包炎等等。这工作还没有认真来做，但已有部分病例收到可喜的疗效。总之，路子是比较宽广的，只要我们认真地沿着马列主义认识论的道路走下去，是能走出一条新路子来的。

下面我就临床上常见的呼吸和消化道疾病方面如何抓主症的情况和做法，向大家作一汇报。

（一）呼吸道疾病

整个呼吸道疾患我重点就抓了一个"痰"字作为主症。莫看呼吸道疾患如此复杂，又是喘又是咳嗽，又是这个炎那个炎的，你把痰的问题抓出来了，所有问题便都能丝丝入扣。

痰主要分有痰、无痰与白沫三种。从中医对痰的认识来看，痰是由水湿所化生的，"得阳气煎熬则成痰，得阴气凝聚则成饮"。饮即稀水或凉粉样痰，属有痰之一种，这部分总的属于湿的一类，属有形之邪，属实证为主，治疗需重在燥湿除痰。无痰为肺燥，是肺津不足的表现，是虚证，治疗须润肺生津。更有比干咳无痰还要干燥的，即有个叫"肺痿"的，它的主症就是咳喘吐白沫。这个病最易与痰饮混淆，因为它是无痰又有痰，有痰又不是痰，而且正好是痰的对立面（湿与燥）。对这个，患者姑妄言之说成是痰，大夫也就姑妄听之当作痰治。殊不知燥上加燥，正像火上添薪，含冤益疾，所以这个燥与湿一定得分明。

　　在分开燥与湿以后，还有类型可分。在燥类中，除开干咳喘与吐白沫以外，还有吐痰少而不爽和吐脓血腥臭的，基本上都属于干燥的类型。在湿痰方面，首分寒热二型：其中咳吐稀白痰液，量多而爽者则为寒痰蓄饮，治重温化，治寒痰常离不开燥湿除痰之药。痰之稀者为饮，治宜温散水饮。痰之热者基本上是以吐黄痰为主，见黄痰即宜清肺除痰为主。痰黄而少的应清肺重于除痰，痰黄而多者，应除痰重于清肺。现将呼吸系统常见病的主症主方列出，可供对照：

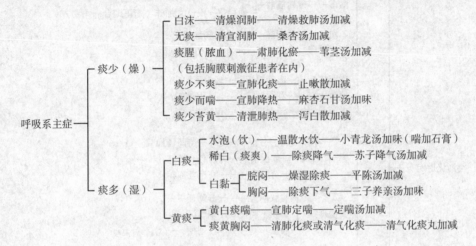

（二）消化道疾病

　　消化道疾病首先分胃和肠，胃肠同是六腑，主通主降，故六腑多以不通不降为病。其次，肝胆之病，也同是与消化有关的，须并及之。再有中医以脾胃相表里，故消化道病中之虚证，有以脾虚名之者；脾为五脏之一，主升主运化，故消化道之虚证又常按脾虚治之。这是消化道病的大体情况。

　　对消化道病的主症如何抓？这首先要了解有关脏腑的功能及特点。如：胃主降主纳，故见有嗳气、呕吐（包括泛酸）以及不饥纳少、胃脘胀闷、疼痛等症状，有溃疡病、胃炎、十二指肠炎、胃神经官能症、胃痉挛以及各种食管病等，基本上都属于胃病范畴。大肠主排除粪便，故凡便垢不爽、便脓血、后重里急、便燥结、下稀水等等，其中包括各种结肠病、阑尾炎、痢疾、肠梗阻等等，基本上都属于大肠病的范畴。脾主升主运，故一般泻利、腹痛肠鸣、便粗糙等，则多由脾虚引起。肝胆病，基本上是指西医学上的肝病胆病而言，包括了传染性肝炎、无黄疸性肝炎、慢性肝炎、早晚期肝硬化、胆囊炎、胆石症、胆道感染等等。抓主症就离不开以上种种问题。下表分述之：

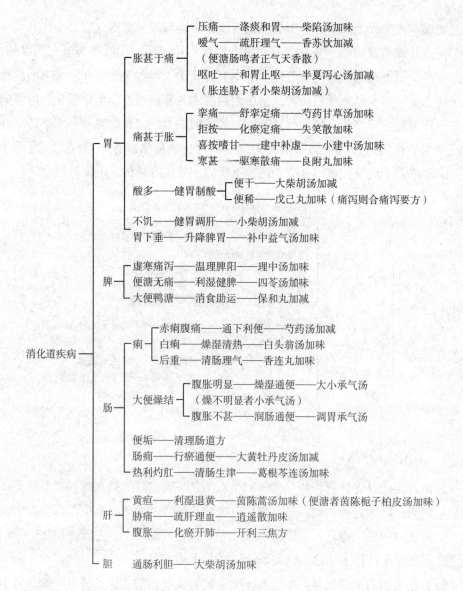

本人搞了一点想做好而实际上未做好的工作。例如：中西医结合的问题，有的病才开了一点头，还有的没有动窝，抓主症的问题同样是有的能抓上一点，有的还根本没有能抓上。像对普遍认为难治的症，如各种癌病、血液病、胶原病、心脏病等，我在治疗上还没有做到心中有数，有的抓到一点，有的根本一无所知。这对进行中西医结合和抓主症来说，都是比较困难的课题。另外，在常见病中也还有很多问题没有得到很好解决。怎么办？我想不外乎如下二途。①多向西医及中医同志学习，努力提高治疗水平，争取中西医同志的协作，共同把这个工作做好一些。②继续发挥中西医固有的辨证、辨病特点与作用，继续总结临床实际的疗效，争取加速在认识疾病问题上的飞跃。争取有更多的病能用上西医辨病和抓主症来进行处理。

　　不当之处，请大家帮助。

（原载《北京中医学院学报》1980 第 3 期）

六经新论

一、六经的渊源

"六经"是我国远古的医人用以区分热病的六条界线。在远古的医书里，没有明确称为"六经"，但这六种不同的疾病及其主要见症是写得很清楚的。例如《素问·热论篇》云，"伤寒一日，巨阳受之，故头项痛，腰脊强。二日阳明受之，阳明主肉，其脉挟鼻络于目，故身热目疼而鼻干，不得卧也。三日少阳受之……"尽管当时的认识还比较朴素和自发、粗糙和原始，但是有了这六条界线作为区分热病的规矩绳墨，就比以前的茫茫无际、混沌不分好多了，因为"木从绳则正"，起码有个指标，可以适从，作为认识疾病的第一阶段，对我国后来医学的发展，辨治疾病的发展，是起过积极而有效的作用的。

"六经"源于《素问·热论篇》，但《素问·热论篇》里却找不到"六经"这个名词。要从"经络"里找它讲"六经"的依据。《黄帝内经》（包括《灵枢》《素问》二书）言经络首分经脉为手足的三阴与三阳，即手六经和足六经，这两个六经，又各有其循行途径和走向等等。《黄帝内经》讲热病的分类方法，主要就是根据这两个六经，特别是足六经的循行部位所出现的症状来决定的，书中没有明确地称为"经"，但区分的六种病就是后世"六经"论证的基础。后世言"六经"，在具体名称上稍有变易，将《素问·热论篇》所言之"巨阳"，仍和经络一致起来称为"太阳病"。"巨"和"太"本来就有互通之处，巨者，大也，太，亦有大的意思，在这里面，没有原则性的分歧，因为《黄帝内经》已公认为不是一人一时的手笔。

二、《伤寒论》即《伤寒杂病论》

张仲景先师的《伤寒杂病论》，是根据王冰"重广补注"以前的《素问（九卷）·热论篇》的原书要义写成的。他把《素问（九卷）·热论篇》所言之热病，推广至于杂病，把《素问（九卷）·热论篇》的论病以经络循行路线所出现的症状为主，推广至于全身（如恶寒、寒热往来、口渴、不渴等等都是），把寥寥数语的《素问（九卷）热论篇》（不到700字）发展至于397法、113方，从针刺发展至于汤药治疗，这都是张仲景先师的杰出贡献。他没有抄《素问·热论篇》、注《素问·热论篇》，而是发展了它。有人认为一部《伤寒论》就能概治所有的病，六经就能概括所有的病。在张仲景所生活的时代，确实是如此的，他这部《伤寒杂病论》既治"热病"（即伤寒），又治杂病，可不就是概括一切的内科病么！但看张仲景在太阳病中，他提出了"脉浮、头项强痛而恶寒"作为提纲，没有发热，在同一篇里，又提出："或已发热，或未发热，必恶寒"，也没有提发热，这就充分可以说明：《伤寒论》中的伤寒，已是兼有不发热的杂病在内，不但太阳病如此，其他诸病亦复如此。大致三阳经病即太阳、少阳、阳明的病中，热病可以多于杂病，而三阴经病，即太阴、少阴、厥阴诸病中，则杂病应多于热病。

　　至于仲景方的使用问题，就更有研究的余地了。据我所知：麻黄汤用于治发热，作用就不很好，但用于治疗气喘、恶风寒、浮肿、小便不利等杂病，效果就好些。不久前我看过四川老中医范中林的医案，他爱用麻黄汤，并且有不寻常的效果，可是他治的病例都是杂病，非发热病，最长的病程，达30年之久，短的病程，也有几年。本人行医之初，也曾是"初生之犊不畏虎"，尽信书本知识，置师、父之言于不顾，用麻黄汤来治疗外感发热、恶寒、身痛、无汗、鼻塞等症状齐全的患者，结果，吃尽苦头，没有一次成功，有的患者药后反增烦躁。故再不敢在治热病中使用麻黄汤了。其他如小青龙汤、桂枝汤等亦复如此。真正的热病，用之是切宜谨慎的。小柴胡治热病，我都是去掉参、草、姜、枣，再加上生石膏来使用的，遇有上感鼻塞、咽痛等的患者，我还要加上山豆根、鱼腥草等同用，效果不差，抓主症要点是寒热往来，我用的是北柴胡，像南方用南柴胡是否合适还需要研究。用小柴胡汤治杂病就可以放手一些，用处之多，适应面之广，可谓是诸方之冠，虽不如《伤寒论》所云："但见一症便是，不必悉具"（包括往来寒热、胸胁苦满、默默不欲饮食、心烦喜呕等等），但我用方中的柴胡、半夏、黄芩三味药，再根据需要，加上其他的药物，使用面也是比较宽的。在《广东医学》杂志上，我发表过一篇《论小柴胡汤》的小文章，讲了一些，后来发现还遗漏了很多。日本人用这张方的面更广，在20世纪30年代，我看到日本的一本杂志，它报道用小柴胡汤治疗二百多种疾病，我比起日本人用小柴胡汤是小巫见大巫。《伤寒论》上其他的名方如：三承气、五泻心、陷胸、栀豉等方，基本上都是既能治热病，又能治杂病，而且是以治杂病为主的。只有一个白虎汤，看来治热病的机会多些，但也非全治热病，用它来疗杂病，效果也很好。用白虎汤最主要的是用生石膏和知母，其他的甘草和粳米，我是不大用的。因为用药治的是病，"大病如大敌，选药如选将"，大敌当前，我喜欢选勇猛的药来用，唯恐其不力，根本不需以"甘以缓之"来缓和其药力。故而治大病我是不喜欢用甘草的，而且用甘草的禁忌特多，什么"藻戟遂芫俱战草"啦，又什么"甘能使人满"呀，又是什么"酒家不喜甘"和"呕家不喜甘"等等，有时我干脆避而不用。我没有学上"医圣"用甘草的一手。至于粳米,则更不必说了,南方人吃粳米是家常便饭,特别是沪、宁、苏、锡一带,有名的无锡大米,上海人叫"大白元",很少有人不吃的。用它有什么意思?还不如张仲景规定:服桂枝汤后,汗大出,喝冷粥以止汗,汗不出,喝热粥以助汗呢!所以粳米我也是很少用的。秋后稻熟,我取"再生苗"即晚稻收割以后,从它的根上又长出"二青"来,我用它来代替粳米,清透之功甚好,其他时间我是一概不考虑用粳米的。

在治杂病中,我用石膏、知母的场合比较多,例如:治糖尿病,中医称消渴,不论其为上、中、下三消,只要症状明显,有消水、消食、消尿(尿多)时,我就非用生石膏、知母不可,而且是大量的,石膏最少是30克,多则用到60克,效果很好。

总之,《伤寒论》本身就是《伤寒杂病论》,《伤寒论》所言之"六经",在当时就包括了杂病在内,它不是"热病者伤寒之类也"的"六经",直到目前为止,还有人认为《伤寒论》是专治"热病"的专书,认《金匮要略》为《伤寒杂病论》中的"杂病"部分,对此,我是不敢苟同的。

三、《金匮要略》作者之谜

我认为《金匮要略》不是张仲景的著作,其作者为谁,至今是一个大谜,我的论据有以下数端:

(1)《金匮要略》在历史上曾被埋没过若干年,既是和《伤寒论》同为一书,何以《伤寒论》一直活跃于世?

(2)《金匮要略》是宋代王洙从馆阁中的破纸堆里发现的,这本书是既没有头,也没有尾的。该书的首篇《脏腑经络先后病》中,曾侈谈其与"五行"的有关问题,有人认为:张仲景是不讲"五行"的,的确,在《伤寒论》中,张仲景没有涉及"五行"片字。为此,有人认为《金匮要略》的第一篇是后人的假托,不是张仲景的作品,我看也不是无因。这本书是没有尾的,但在该书第二十二篇妇人杂病的最后,突然来了一张"小儿疳虫蚀齿方",这张方很明显是小儿科的,为什么放进妇人杂病呢?很明显:《金匮要略》成书时是内、妇、儿、外科等一应俱全的,为什么不见儿科?我认为是由于编在书的最后,由于虫蛀霉烂等因素,那一部分丢失了。著书人的姓名一般不是写在书的前面,就是写在书的后面,像这部没头没尾的书,有谁能确切说出它的作者呢?

(3)《伤寒论》和《金匮要略》这两书的文法截然不同,《金匮要略》除痉湿暍篇以外,基本上不提"六经"中的任何一个称谓,而《伤寒论》却是以"六经"概"伤寒"与杂病。《伤寒论》的文理基本上是明白晓畅的,除个别地方如"纵横""过经"等难以理解外,一般都很通顺,很少有令人"望而却步"的,而《金匮要略》则不然，动则以脉论证，什么二脉相搏，又什么"枯泄""断泄"等等，简直变成了千古疑团，谁也对它没有办法，谁也说不清楚。前人姑妄言之，我们姑妄听之，老师姑妄言之，学生姑妄听之，如此而已，岂有他哉。《金匮要略》上面的"四字真言"，恐怕比李太白醉解的"黑蛮书"还要费解。

（4）有人认为《伤寒论》和《金匮要略》的条文，互相雷同，通假的甚多。这不能说明是张仲景的作品。应该把这种情况看成是抄袭！在原为一书中，岂有前后重复至此？

四、张仲景先师的伟大贡献

"医圣"张仲景离开人间已一千八百年了。改朝换代就有十几次，可是张仲景先师在中医界的信誉和威望，却是始终如一，从未衰退的。这是为什么？最重要的一条，是他对人民做了贡献！他的贡献，我认为尚不限于前面所讲的继承了《素问·热论篇》，发展了《素问·热论篇》，而更重要的要推崇他的品德，他的治学精神和他忠于学术的精神。

在他的《伤寒论》里，有多少"误治""逆治"的病，又有多少"救误""救逆"之方？这能说都是别人的失误吗？显然不能，起码有他的一部分。他能一是一、二是二毫不含糊地写在书上，给后学者起一个借鉴的作用，这是可贵的。

另外，张仲景对患者是绝对负责的，他治大病用大方，治小病用小方，大方中，除了承气、青龙等以外，还有陷胸、十枣、白虎等等，都是斩将夺关的猛剂，在小方中他有小柴胡、小建中、栀子豉、桔梗汤、猪肤汤等等，这些方药，平稳可靠，养身又治病。还有桂枝汤，人说这个方五味调和，可能是商代伊尹从厨房里制造出来的，但也能治病。

五、"医圣"也有不足之处

"人非圣贤，孰能无过"。实际上"圣人"也可以有过的。张仲景也是如此，虽然他对中医界的贡献是大的，但是，他也不是没有缺点。举例说：《素问·热论篇》说过：一日巨阳，二日阳明，三日少阳，仲景著《伤寒论》时也依样画葫芦地照搬过来了。事实证明：太阳传阳明可以，少阳传阳明可以，太阳传少阳亦传阳明也可以，可是，就是没有病至阳明，已经是不恶寒、但恶热，尔后又传少阳，出现寒热往来的病例。我行医45年了，就没有见过一例，问不少同行也没有见过。

日传一经，也有问题，哪有一天变一个样的，这样死板了的规定，显然不合临床实际。可是《素问·热论篇》如此说了，《伤寒论》也照搬不误地说了，"医圣"张仲景有发明创造的一面，也有其因循守旧、不务实际的一面。我的意见把阳明和少阳前后对调一下，比较合适。

六、王叔和也有其功过问题

王叔和编次《伤寒论》，使仲景之学得以流传，不但风行国内，脍炙人口，且远流国外，这是王叔和所做的重大贡献，千秋万代也不能磨灭的。可是，王叔和编次仲景之书，也存在不少问题。前贤柯韵伯曾讲过这一段话："叔和编次，已非仲景之书。仲景之文，遗失者多；叔和之文，附会者亦多矣。"的确，今日之《伤寒论》，已非旧日原貌，思之仲景当初，决非如此。现举出以下问题，作为《伤寒论》读后之感。（其实柯韵伯、尤在泾等早就做过大量的工作了。）

（1）同是"六经"之一，太阳病竟占去全书 1/2，如果说太阳病传变之多，则少阳、阳明同样可以由太阳传入，而且其中竟多有其他经之病乱入，造成多的庞杂支离，少的空洞无物，这是编次者的责任。

（2）厥阴病其提纲究竟是什么？蛔厥乌梅圆的见症能作为厥阴病的提纲吗？更有下利诸条，究竟与厥阴病何涉，应该是"实则阳明，虚则太阴"么？

（3）少阳病本来可以是很多的，就以遵经崇圣、倡言"群言淆惑衷于圣"的陈修园来说，他还主张把进退黄连汤、半夏泻心汤归入少阳病内，而《伤寒论》少阳病篇中竟空洞得很，仅突出了小柴胡汤。

（4）太阴病篇的桂枝加芍药汤证和桂枝加大黄汤证，均为误下而成，如此则太阴病几乎没有正病，能如此吗？何以不从其他方面移入，后人从霍乱中移入理中汤，确有见地，可取。

其他尚有：脉结代，心动悸，就应编入少阴篇，是手少阴心的病么！

如此等等，均为叔和之过，不一定与仲景有关。故而，王叔和编次《伤寒论》，功绩有之，过亦有之。

以上主要谈谈自己的看法，不一定正确，很可能有不同意见，愿共商榷。

三焦新论

三焦是六腑之一，"水道出焉"，是水湿的通路。古人讲的"上焦如雾，中焦如沤，下焦如渎"，我理解也讲的是水和湿，而湿热既是由湿所生，这个湿就不能不与它的通路——三焦发生关系。再加上水湿有一个"下流"的特性，通过三焦水道向下流，于是，湿热为病，就形成了上、中、下三焦相传的病程，就形成了以上、中、下三焦相传的次第为依据的初、中、末三期。

一、上焦湿热

上焦湿热是湿热伤人的初起阶段，部位在表，在皮毛。因为湿与脾胃之特殊关系（脾恶湿、脾主运化水湿），故而湿最易伤脾并侵害脾所主之肌肉（湿邪伤脾），从而出现身困重及消化吸收方面的问题。如：纳呆、肠鸣、便溏不畅等等。照理说，肌肉与脏腑之症，都属里证，而湿热伤人之初，虽名为在表在皮毛为主，但依然显现出脾胃与肌肉之里湿。这一点和湿热伤寒均有不同，湿热无决然的表证。

湿是阴邪，最易阻遏阳气的舒展，故而湿热初起在上焦时，它的热象是不明显的，就像湿草初堆时，也不会发热的，要堆过几天以后，它产生发酵，发生霉烂，才会发热。湿热也是这样，初起以湿以阴寒之象为主。甚至患者身上虽也可以发一点热（体温稍高），但患者却不自觉其热，但觉其寒。要经过好几天，甚至在一周以后，患者才自觉有些发热了，而且这个热一般重在午后。在觉热的同时还是恶寒为主。这是上焦湿热的重要标志，以恶寒身重痛为主。恶寒者，是湿邪阻遏阳气造成；身重者，湿为重浊之邪，故伤人以后乃见身重、身痛者，湿阻肌肤腠理之间，气血流行不利，不通则痛。看来身重是关键所在，而恶寒身痛，则凡属表证均可见之。

上焦湿热，既是以湿以寒象为主，则治疗须重温散，温以去其湿寒之邪，散以解在表在上之邪。治湿热不宜大发汗，恐伤阳气。但微发汗，使病邪从表而解还是需要的。不给出路的办法是不行的。温散表湿的最常用方为藿香正气散。方中藿香、苏叶、生苍术、白芷都是芳香化湿燥湿药，有微发汗的作用；厚朴、茯苓、半夏燥湿而又利湿，桔梗开肺气而使表湿外出于皮毛。此方一般用于表湿甚重，而里湿轻微之时。如里湿已明显，不饥、纳呆、肠鸣、便溏等症状较为严重时，则可选用藿朴夏苓汤，但仍是以温散表湿为主。

二、中焦湿热

湿热病入中焦，是湿热已进入中期。这时有两个特征：①热象开始明显起来，早晨发热轻，下午发热重，最高能热到 39℃左右。纵然高热，也还是似寒非寒，似热非热，有人叫它身热不扬。又有人叫它身热迷离（模糊）。因为它午后热更高些，所以有人叫它"午后身热"，其实中焦湿热，早上也不是无热。②消化道症状特别明显，不饥纳少，肠鸣便溏，这是脾为湿困、运化失职的表现。为什么出现这等症状？简单地说，就是湿热的重点已经入里。入里不等于不见表证恶寒，恶寒的情况还是有的，因为湿本身就是阻遏阳气的，阳气被郁，故而恶寒。但比起上焦来轻些了。而相对地说，中焦湿热，损害消化功能要严重得多。肌肉、四肢为脾所主，故此时身重肢困也更明显。

中焦湿热的病情是复杂的。但抓住它的要领，治疗原则只有一个，那就是清化湿热。这时的热象比较明显，故必须用清。我常用的甘露消毒丹一方中，用黄芩、连翘就是清热为主的，藿香、茵陈有一点散湿之用，菖蒲、贝母除痰，这是针对患者头脑迟钝或昏昧用的，湿热病在上焦时即有耳聋和表情淡漠等症，入中焦则更甚，这叫痰湿蒙蔽心窍，故用菖蒲、贝母除痰开窍，滑石、木通、射干都有下水利尿的作用；白蔻也是芳香化湿、行气祛湿的。这张方照顾全面，可以作为湿热病传中焦的主方。临床若遇咳嗽痰多易出，则用三仁汤为主治之，其中除痰燥湿之药较多，由杏、苡、蔻三仁为主，通、竹、朴、夏等合成。原出《温病条辨》上焦篇。需要说明：咳嗽偏重，看起来好像是上焦病，但临床观察，一般都在湿热病半个月前后见之。此时基本以内湿为主，消化极差，热象也较高，同时脾为生痰之源，肺为贮痰之器，咳虽在肺，而痰多则其病在脾，故而三仁汤放在中焦篇为宜。

湿热病入中焦，随着体质的从阳化热，从阴化寒，它会化燥变成温热。既成温热，则按温热的治法治之。在气、在营和在血都可见到，按治温热用清热保津之法一般是可以的。另有一部分则又会从寒化变为寒湿。寒湿则已脱离热病范畴，必须温化寒湿，用真武汤之类。这一部分属于杂病范畴，这里不再多讲。

三、下焦湿热

另有一部分湿热病，它既不化寒，又不化燥，仍以湿热的面貌传入下焦，这部分病就叫作下焦湿热。下焦湿热是湿热为病的末期。湿热病的重点是在中焦。下焦湿热，已经不是重点。它的主要问题，在于大小二便为湿热所滞留，造成二便不通。更因为湿热不能通过大小便向外排出，故而全身湿热症状也就不易消

退，腹胀、胸闷、头昏等症状也难消除。这就是下焦湿热的一般情况。膀胱气化
不利，小便不通者，宜用茯苓皮汤淡渗利湿，方中茯苓、薏苡仁、猪苓、大腹
皮、通草、淡竹叶都有淡渗利湿的作用。大便不通者，则常用宣清导浊汤导浊行
滞，把肠内滞留的湿浊排掉。方中茯苓、猪苓都是淡渗利水的，寒水石能清热又
能利小便，蚕沙、皂角子两药相合，能通导肠中的湿滞，能排除肠内的湿热，不
但湿热病在下焦用之，杂病便滞不爽者亦常用之。北京已故名医施今墨在治杂病
大便不爽时，即常用此二味药，疗效亦较为不差。

（原载《中医药研究》1987 年第 10 期）

卫气营血新论

卫气营血辨证是用来辨治外感热病的主要方法。它不像六经，六经只能用来辨治内伤杂病。而三阴经的病变是以杂病为多。卫气营血辨证和内伤杂病关系不大。这是后世的一大发展。科学愈发展则分工愈细。卫气营血辨证就在古人六经辨证的基础上进了一大步。

《伤寒论》六经没有分气血为病，而气血分证在外感热病中，则是更为主要的。因为热在气分就要用清气的方法来解决它；热在血分，则又须用凉血的方法来治疗。卫气营血分证，实际上就是气血分证，因为病邪侵入气血，有轻浅与深重之分，气分的轻浅者叫作卫，卫者是卫外的作用受到损害，或者说是卫外之气的功能受到损害，即表与皮毛的卫气因经受外邪的伤害，特别是风邪的伤害，它不存在表虚的问题，而是表热，表有风热，这和桂枝汤证是不能相提并论的。气则是指里热证，即肌肉与脏腑受病，从皮毛内传肌肉，这是叫由卫传气，是由表传里，由皮毛传脏腑，这也叫由表传里，这个由表传里和伤寒六经讲的太阳或少阴经的道理是一样的。但是，病邪不一样，伤寒六经是伤于寒邪，而卫气营血的卫气，则是伤于热邪。但不管是伤于寒邪或是伤于热邪，在病邪入里，入于肌肉、脏腑以后，就不能再有所区别了。为什么？因为伤于寒者，传里后也变成热证，在表为寒，入里为热，伤于温热的不必谈了，更是热证。故伤寒传里成为阳明病，温热传里成为气分证，则两者分无可分，也不必再分。至于营血之证，总的都归属于血热。但血热的轻浅者又叫营分，到血热深重时才叫血分。这一部分在伤寒六经中，根本没有重点提出或纵然有也讲得不明确，所以这一部分可以说是后人的补充。

卫气营血分证所讲的温热病发生发展的四个阶段，有时不是绝对地次第相传。有时可以始终不传，即在卫时不传气分或其他部分，而病邪已解，这种情况在临床是屡见不鲜的。前一时期有人讲什么截断疗法，意思是不等它传变就治愈它。这在我看来根本不是截断，疾病本身就有可传和不可传之分，当然治疗得当是能缩短病程的。病有初起不经由卫分而病邪直入于气分或营血的，也有直入于气或直入营分而不再传变的，故而这个卫气营血，既有相传的关系，有时又可以作独立的证型出现。总之，卫气营血，各有各的特征特点，在临床是根据它的特征来确定病之所在的，不能带任何主观色彩看待它们。但是既称卫气营血，又有一定的内在联系，这个内在联系就是温热病的以阳伤阴的问题，温热病总的来说是"阳胜则阴病"，而伤寒是"阴胜则阳病"，这是截然不同的两回事。温病既然是以阳伤阴，在它的整个过程中就有一个阳盛阴虚的问题，阳盛者，热盛也，阳热盛就必然要损耗阴液。这阴液具体地说，就是津与血。津血同源，相互关系密切。一般说，在温热病的全过程，即从卫气到营血的全过程中，它有一个先伤津、后入血的问题，一般温热在卫在气的阶段，基本上是以伤津为主，到温热伤津已至，才使病邪由气分传变而为营血之热，这是一般的情况。有的患者由于素体阴虚、血热，而使病邪直入于营血者是例外的。这是讲为什么分成卫气营血这四个阶段的道理。

一、卫分证

卫分是温热病中的表证，又叫表热证，外感温热之邪，基本上是从表入里。故而卫分证常常是病邪初伤于人的阶段，也就是早期阶段。

卫分证的主症：我抓主症是恶风寒或微恶寒，总的来说还是恶寒，不过这个恶寒比起发热来，总要轻一些。恶风寒虽然是轻微的，但还要把它列为主症。比微恶风寒更为严重的症状如发热，为什么没有把它作为主症呢？因为我们现在是在讲卫分病，不是讲整个外感热病，要是讲整个外感热病，那就要以发热为主症。卫分证是外感热病中的一个部分，这个部分的特点，不能以发热作为标志，它的标志应该是能说明病邪在表的东西。即恶风寒或微恶风寒。恶风寒或微恶风寒能说明病邪在表与在皮毛。能说明卫外之气受到损害，能说明风邪伤卫，所以恶风寒或微恶风寒是卫分证的主症。非此即不能称其为卫分证。那么没有发热，能不能算是卫分证呢？更不能。因为卫分证是外感热病的一个部分。除恶风寒以外，能说明表证的还有个"脉浮"的问题，脉浮主病在表，脉见浮数，主有表热，也是主症。但其他如头痛等等，就不一定是主症，有头痛是卫分证，无头痛也是。不过温热在卫的头痛，一般和伤寒的头项强痛是不同的。伤寒头痛，是项背强，是紧束感的痛，因寒主收束故也，温热在卫的头痛，一般有胀感，重在前额及两太阳穴之部。

卫分病的治法，总的来说主要用辛凉解表，常用方：一个是银翘散，一个是桑菊饮。这两个方的不同点是银翘散以清热解毒为主，治疗重点是消炎退热，以全身症状的发热为主，也就是重点治邪在皮毛。桑菊饮的重点是清宣肺气，咳嗽比较明显，发热反不甚高。我常把这两方合在一起用。桑叶、菊花、黄芩、薄荷、山豆根、鱼腥草，高热加生石膏，无汗加荆芥、豆豉，恶寒甚者加苏叶，咳甚加桑白皮、杏仁，咽痛加甘、桔、牛蒡子，疗效相当不错。

二、气分证

气分证是温热病邪入里，入肌肉以至体内脏腑的阶段，是温热病中热势最盛的一个阶段，同时，也是损耗水津最严重的阶段，故病在气分时常致口渴、心烦、高热。

气分的主症最主要的就是不恶寒、但恶热，和伤寒阳明病一样。不恶寒、但恶热，说明表证已不存在，病是里热证。所见苔黄、舌红、脉数、尿赤，都是里热引起的；口渴、心烦则为津伤所致。患者气分最常见以下几种类型的病，当然这些病要统一在不恶寒、但恶热和发热、口渴、心烦、尿赤、舌红、苔黄、脉数等基础上出现。其中常见的第一种热型是咳喘，咳喘是热壅于肺的具体表现，肺气不降，故发咳喘。这个肺症状和前面的卫分证皮毛影响及肺的不同，因为前者是表证，而本病是里热证。温热在肺如何处理？①肺气不降，肺有热，要清热降肺，常用方是麻杏石甘汤，其中的石膏就有清降肺气的作用。②肺热要给出路，用宣散的方法让肺热能从皮毛、汗孔开散出去。麻黄、杏仁都有这方面的作用。麻黄发表，杏仁既能宣肺润肺，又能降肺。第二个常见热型是热郁胸膈，其主症是心烦懊侬，就是烦闷不安。第三个常见热型是肌热，一称胃热。因肌肉是脾胃所主，其与阳明经证没有两样，不过病的初起不同而已。阳明病初起是伤于寒邪，以寒为主，而本病初起则是温热为病，是表热传里，也有的是温热直入于里，即温病的直中。气分证与阳明经证都是以热为主，四大症状亦同，故治法亦同，方药取白虎汤为主解肌清热。第四个常见热型是热结肠道，热结肠道的主要症状是大便干结不解，其和《伤寒论》所言之阳明腑病也很近似，但也有一点差别。《伤寒论》不但在热病中没有分温热和湿热，连伤于寒邪的伤寒也混在一起。我们现在不但分了伤寒和温病，并且还分出温热与湿热。温热用卫气营血分证，湿热则采用了三焦分证的方法。故而伤寒阳明腑病是包括了由湿热转化成为温热过程中的温热夹湿阶段的"胃家实"证候在内的。我们讲阳明腑病时强调"痞满燥实"，其中痞满，就是由湿热未尽造成的。湿热为病，很主要的一条是脘腹胀满，治疗用厚朴、枳实就有燥湿行湿的意思在内。我们现在讲的是温热，是燥热，没有湿，不用枳实、厚朴而改用增液承气汤，治法就叫泄热通便。这就明确了燥热为因，必须润肠通下。其中增液汤（玄参、生地、麦冬）主要就是滋阴增液以润滑肠道的。

三、营分证

营分证是温热病邪损伤水津到一定程度，由伤津到伤血的早期阶段，故其病常可由气分传来。但患者平素体质是阴虚血热，也常常可以见到温热没有经过卫气阶段，而初起即为营热，这叫作温热直入营分，又可叫温热直中于营。

营分证的病位重点在心和包络，实质上主要在心，在于血热。所谓心包者，因古人认为心乃君主，主不受邪，受邪则殆，故而把心受的病而又不即死者，称包络之病。

营分的主症，重点我认为是"舌绛"。舌绛能说明血热的问题，因营分证主要由血热引起的，没有血热，就不能构成营分证。营分症状中，还有一个很主要的症状叫作神昏，因为热入营分以后，不管它是出现在夜间的神昏谵语，或者是整个神志昏糊，我没有把它放在最主要的地位，因为神昏在热病以外的病中，同样是可以出现的，但其他病中出现的神昏，不能称作营分证。神昏一定要在舌绛的基础上见到的才能称为营分证之神昏，否则即非血热引起。舌绛原因也是比较多的，大致以发热为主的外感热病，见舌绛可能就是营分证了，但内伤杂病同样可以有舌绛，例如胃酸过多的病例中，就曾见过几个舌绛的。

在营分证中，主要分以下两种类型：①以血热为主，即在舌绛的基础上，再见到一些阴虚血热的其他症状，如夜热甚、心烦不寐、谵语和发红疹等等。对这类病的治疗，应重在清营泄热，常用方是清营汤。②若既有血热见症，又是以神昏为主，即深度昏迷，无分昼夜，治疗方法就应重在清心开窍，常用方如清宫汤（犀角、玄参心、麦冬心、竹叶卷心、连翘心、莲子心）等，用诸心以清心泄火，另须加强清心开窍，三宝任选其一用之，不必同用，灵犀一点则通，不必大剂用犀角、牛黄之属。

四、血分证

血分证是热深入血，即血热之深重阶段，其病多由营血传来。由气入血，即先见全身高热、大汗等等，而后即见血分证者，亦不少见。并可以见到有病初即见血分证者，特别在流行性脑脊髓膜炎中最多出现。有的人一发病即见病深入血。

血分证的重点伤害部分是在肝肾，当然有时严重神昏，可与心、心包有一定的联系，但终是以损害肝肾为主。

血分证的主要症状大致有以下几个重点类型：①出血（包括吐、衄、发斑等等）。②失水：是全身性的缺水，可见肢体干枯、唇舌干萎等等。③动风：即抽风强直等等。其中出血、动风基本上是温热伤肝引起，因肝藏血、肝主筋膜故也。全身性的缺水，是温热耗津及血发生的。温热在卫气时，重点伤肺胃之津为主，是局部的津液受伤，是个别脏腑的问题，但到津伤及血，造成全身缺水时，就不是一两个脏腑的问题，而是全身各个脏腑诸躯内骸，都受牵连。肾为先天，又主全身之水，全身缺水，就是温热伤肾的问题。辨证治疗的重点要抓住肾阴为主。有一部分肾损及肝，造成虚风内动的手足蠕动基本上亦从肾水枯竭论，下面从血分的常见主症，分别论治。

（1）出血（包括发斑）：一定要有血热的症状（如舌绛）。治疗以凉血散血（即活血）为主，主用犀角地黄汤（犀角以水牛角代）。犀角清心凉血；生地、赤芍、丹皮都有凉血、活血之功。瘟疫重加清热解毒药如大青叶、大小蓟等。

（2）失水：指全身性的亡津液，全身津液枯竭，这叫肾水干枯，又称亡阴失水。治疗的方法，以滋阴养血，滋阴潜阳等为主，重点在补肾阴，补阴补血，利用津血同源的关系，补阴补水、生血生津。常用方是加减复脉汤。方中生地、白芍、阿胶养血而又补阴，生草、麦冬、麻仁生津而又润燥，仅用这方还是不够，必须配合三甲即牡蛎、鳖甲、龟板。三甲的作用重在潜阳，即在补阴的基础上，把无水制而上浮的虚火潜纳到下面，与水相济而免于浮游在上，造成虚火不降之证。

（3）动风：动风即指强直抽搐为主的症状，大要有二，其一为在亡阴失水基础上而发生的动风，这种抽风，一般抽而无力，叫作蠕动，并见有全身缺水亡津的症状。这种抽风的原因，主要在于筋膜得不到津血的濡养，故而产生无力性的抽动，属虚风，治法重在养阴，在三甲复脉汤的基础上再加鸡子黄、五味子。第二种是较大的抽搐、强直。这种抽风常为肝热引起，由于温热动（影响）肝以后，直接干扰了肝所主的筋膜，使筋膜强直，发生抽搐。这种抽风，重点在肝热。肝藏血，故亦可见血热。治疗即应以清肝为主，在清肝的基础上定风。羚羊钩藤汤中的羚羊角既清肝热，又能定风；钩藤则主要镇痉定风。其他如桑叶、菊花是清散风热的，生地、白芍是凉血凉肝的。贝母、竹茹清化痰热，生草甘润生津。

总之温热即燥热，燥热是要伤津并进一步由伤津而伤血的，为此，治温热病除了必须清热以外，还要保津液，故而清热和保津液这两者，就成为温热病的两大法则。这两大法则，必须互相结合，根据病情不同有所偏重，大体病在卫气时一般以清热为主，保津次之；病入营血，则保津又常重于清热。

（原载《中医药研究》1987 年第 6 期）

温热夹湿论治

温热夹湿在外感热病中是一种比较特殊的现象。它既有温热存在，同时又有湿。湿是阴邪，有一分湿即可以见到一分寒象，但温热病应该以但热不寒为主，故而温热夹湿在外感热病中是一种寒热、燥湿夹杂的见症；在病症的本身就是互相矛盾的形势。直到"从化"的问题解决了以后，从阳化热，则病可以转化温热；而从阴化寒，又可以使病邪转化为寒湿。转为温热，则按温热来辨治，能化寒湿，则其病脱离热病，改从杂病祛寒湿的方法治疗，辛温、辛热的药，同样也可以不忌，而且能重用。

这部分病，在过去大都被认为是"伏邪"为病的春温、夏热、伏暑、冬温之证，对"伏邪"之说，我是不敢苟同的。这类病古人没有给我们留下"分证"的方法，我们也没有更确切的分证方法可用，故而只有通过几种常见证型，来加以叙述。

一、寒湿闭暑

这是内有阳热的体质因素，而外感了寒湿之阴邪，热郁于内而见心烦口渴等征象，外感寒湿，故而又见恶寒、身重痛、膝理闭实等阴寒表证现象，治疗之法，要一边驱寒散湿，使表不郁闭而里热有外散的出路，但同时又须清泄里热。举例如黄连香薷饮、防风通圣散证，都是属于这一类的。黄连香薷饮用黄连泄里热，而香薷则发散在表的寒湿；防风通圣散用黄芩、栀子、连翘、石膏、大黄等清泄里热，而薄荷、麻黄、荆芥等则是解散表邪的。表里同治，一箭双雕。这是我们常用的方法。

二、暑湿吐泻

这是阳热之体，感受了寒湿之邪，或阴寒之体，卒受阳热侵扰，陡以阴阳暑湿交相困扰，脾胃升降失常，水火既济逆乱，因而导致吐泻、肢凉、脉伏等阴寒之象丛生，但心烦口渴，则甚为明显，治疗之法，唯宜利湿化湿，同时清泄火热，常用方为五苓散加味，其中二苓泽泻等利湿止吐，加藿、佩、连、芩等则既能泄热又可化湿，桂枝通阳化水，白术燥湿健脾；吐甚者加玉枢丹一粒，泻甚者配干姜用之，收效可喜。

三、暑湿瘟疫

这是多种烈性传染病的总称。即开始时以憎寒壮热为特征的烈性传染病，憎寒者常为湿象，而壮热则是暑热之象，阴阳交争，故出现寒热拮抗的现象。此病常以寒热往来为特征，但心烦狂乱、胸闷身痛，常较一般热病迅猛，且伴呕吐头痛。治疗之法，常须清热与燥湿同施，最常用达原饮治疗，其中槟榔、厚朴、草果除痰化湿，理气宽胸，知母、黄芩清热燥湿。热甚加石膏，便实加大黄，务须速治、急治，迟则生变。

四、肌热夹湿

肌热夹湿，基本上有肌热的全部症状，肌热乃温热在气，以"四大"——大热、大汗、大渴、脉洪大等为主症，但同时又夹湿。夹湿是外受湿邪而引起，湿郁肌腠，是阴寒之邪，有一分湿即有一分寒象，故在"四大"症状的基础上，又同时见有阵寒（阴阳交争），并可出现肌湿身重痛等的表湿见症。治疗之法首重清气，清在肌之温热，最常用的是白虎汤，外加散湿、燥湿的主药苍术一味，使湿浊能从皮毛外散则散之，不能散出者则燥之，不使有留邪之弊，这就是有名的苍术白虎汤，临床用之屡效。如加入青蒿、黄芩，亦甚合拍。

五、痰热内扰

痰热内扰在湿热病从阳化热时常常见之。因痰为湿所化，湿邪得阳热的蒸化则变成痰，痰热内扰就是痰和热相互郁阻，则其见症一般常离不开以下数端：①胸脘痞闷；②心烦；③阵缓阵急（交争状态）。治疗之法首重清热，因痰由热蒸而起，同时必须除痰，因痰去则气道通顺，热邪可以顺利地透达或泄降。常用方是蒿芩清胆汤加减：方中的青蒿、黄芩、青黛都是以清热为主的；而半夏、竹茹则是以除痰为务，并用枳实、陈皮行气以行湿浊，滑石、茯苓利湿行水以去除生痰之源。这样的方子在湿盛季节是常用的，特别在我国东南部卑湿之地更是如此。

六、湿热积滞

本病亦常见于湿热病后期转温化燥的过程中，余湿集中至于肠道，热愈蒸则湿愈滞，发为大便不爽、色如黄酱，或为果汁之色，脘腹结滞不舒，但不甚痛。由于湿热日炽，故易见口渴心烦，更由于湿邪蒙蔽心窍，故甚易见神昏潮热。治疗之法首重清理肠道，枳实导滞汤是常用而有效之方，方中的芩、连、大黄通肠而又能燥湿清热，枳实下气破气，使湿随气行；茯苓、白术、泽泻利湿健脾，使湿浊不能积滞在肠道。若见肛门坠胀，可加用木香、槟榔，成为木香导滞丸。便滞不下，配蚕沙、皂角子同用，对通肠导滞，有良好作用。

温热夹湿的病型较多，有的还可以见于危重患者，这类病变化较快，因为从阴从阳，就可以化寒化热，病机传变，只在几微之间，缜密观察，不使有过。这类病的用药，我最常用的是苦寒类药如芩、连、栀子、大黄等品，此类药物，寒以清热，苦以燥湿，湿热同治，两不干扰。附论于此，以咨明哲。

（原载《中医药研究》1987 年第 12 期）

外感热病新论提纲

本文主要议论的是外感热病的分证、分裂及其传变等问题。

外感热病古称伤寒，在我国古代医书《黄帝内经》《难经》和《伤寒论》中所言之"伤寒"，基本上都是包括了所有的外感热病。后来在历代医家的缜密观察、分析与综合之下，加上社会生产力的不断发展，促进了科学的分工日益精进，故而到明清之季，就发展、分化出了温病学派。他们把"伤寒"局限在狭义的"伤于寒邪"而致病的范围之内，也就是初病外感时是以恶寒或寒象为主的疾患称为伤寒。而外感热病中，有更多的发病时不以寒象为主的疾患如：风、热、暑、湿、燥以及疫疠等因所致的外感病，则概列温病之畴，并在感邪受病及其传变等方面，取得了多方面的创造与发明，为我们进一步研究外感热病的发生、发展及其变化等提供了甚多的宝贵资料。择其大要如：明代吴又可首倡："伤寒与时疫，有霄壤之隔"，从而提出了："伤寒之邪，自毫窍而入，时疫之邪，自口鼻而入"的别开生面的见解，为多种传染病由呼吸道、消化道传人人体的认识，在中医学里开拓了新领域。其后，清人叶天士，又较系统地提出了外感温热之论，提出了"卫之后方言气，营之后方言血"和"在卫汗之可也，到气才可清气，入营犹可透热转气，入血就恐耗血动血，直须凉血散血"等等的辨证法则，有力地驳斥了晋唐以来多数医家所主张的"伏寒化温"和"自里达表"等等的一隅之见。同时，他还在"辨舌验齿"和"辨斑疹、白㾦"等方面提出了易于掌握的诊断指标，给中医学的诊断辨证宝库，增添了不少财富。其后薛生白、吴鞠通等人，又都在湿热为病的问题上，做了多方面的发展，特别是吴鞠通，他在刘河间倡言于前、叶天士继论于后的三焦学说上，进一步加工创作，写成了以三焦立论的《温病条辨》一书，条分证治，不但在叶氏的"气分有不传血分，而邪留三焦"者，"法宜分消上下之势，随证变法"等方面，对温热病的辨治做了发展，并对叶氏所言温热之以卫、气、营、血分证，做了在证、治、方、药方面的具体补充，加惠后学，其功匪浅！1949年后中医学院编写的一版、二版教材《温病讲义》，其基本素材，多出于此。唯《条辨》论病，则主要从季节气候立说，把温病分列为风温、温热、暑温、湿温、秋燥、冬温、伏暑、温疫、温毒、温疟等九种病名，其中的分无可分，已经在书中可以明显看出（文中已明确风温、温热、温疫、温毒、冬温为一类，暑温、伏暑为一类，湿温、寒湿为一类，秋燥、温疟各分一类）。特别它是以三焦分证来概括所有的温病，因而把温病中一大部分以气血相传的温热病类的传化关系（卫、气、营、血分证，实为气血相传的关系，气之轻浅者为卫，血之轻浅者为营）搞乱，未免美中不足。

1949 年后中医学院所编写的一版、二版《温病讲义》，把诸家温病学派的学说进行了搜集整理，这工作当然是有意义的，但是，有一些做法，也是值得认真商榷的。例如，它把叶氏《外感温热篇》所提出的卫、气、营、血，与被吴氏发展了的上、中、下三焦分证，混同立论，并将二者等同起来，做了参照，实际上说成所有温病，既能用卫气营血来辨治，又同样可以通过三焦来分证。与此同时，它把吴氏《条辨》所列的九种温病，除温疟未被选入，冬温并入风温，其他七种病名（温热被改成春温）不但沿用了病名，并强为分割，分章立说，各为证治，其中的烦琐重复，固不待言。特别是有甚多的由同而异，由异而同的道理，根本没有能说清楚。虽撇开了伏邪致病之说（二版），但仍因袭了吴氏《条辨》的以季节时令来定病名的做法，特别是惑于《素问·热论篇》的"先夏至日者为病暑"之论，将暑邪为病，诊断为春温、暑温和伏暑三者，从表面看似乎也证治分明，论方悉备，而实际上却是用季节分病来干扰中医学的辨证施法的优良传统，因为用时间上的一日先后来分病，这实际上是不可行的。

为此，我在教学中结合以上有关问题，作了大幅度的调整与变革。

（1）将外感热病，按其性质不同，划分为温热和湿热两大类型。温热属燥热的一类，有伤阴与伤津血的特点，治法即以去热（包括辛凉发汗、清泄和养阴等法在内）和保津血（包括滋阴、凉血、生津和急下存阴等法在内）二者为重点。

湿热则为由湿而生的热，不伤阴而重伤阳气，因祛湿即可通阳，湿去则其热不能独存，故对湿热的治疗，即始终以祛湿为务，至热升较高时，才须配合苦寒的药物一起用，取其寒以去热，苦以燥湿，原则仍是以治湿为主。

另有温热夹湿与感寒化热二型，由于这两种病象，在外感热病中见者，一般只是阶段性出现，不占有疾病之全过程，故即按特殊型来处理，不具备传变中的规律性。

（2）抓住温（燥）热伤阴，伤津血的特点，伤津及血，则必然导致邪热的由气传血，再结合其浅深，表里的次第，故以卫、气、营、血来辨治温（燥）热是比较适合于其发展规律的，所以，我就采用了叶氏提出的卫、气、营、血的分证方法，来辨治温（燥）热病。

在卫气营血中，既要分出重点证型，同时还要抓住它们的各自主症。例如：卫分的主症，我就抓恶风寒和脉浮两个重要症状（病有发热、口渴与脉数等，但发热和口渴和脉数等症是属于外感温热病中的主症，不是卫分独有），认为非此不足以构成卫分证。在卫分证中，根据其热在表、在肺与皮毛的特点，重点又分出热在皮毛和热在肺卫两个证型。同时，根据表证有恶寒等症状，因此又把狭义伤寒中的太阳病寒重热轻和少阳病的寒热往来两种热型，附在卫分证后面，以示有别于温热在表的热重寒轻和用药有辛温、辛凉之异。

气分的主症是不恶寒、但恶热，这和伤寒太阳病和少阳病传入阳明经的无寒但热，已经分无可分，在治疗方面也不必再分什么"伤寒"或"温病"。

病入气分，我大体上分了热在肺脏、在胸膈、在肝胆、在胃（肌热）和在肠等等的不同类型。热在肺脏，抓了咳喘为主的症状，同时又分出肺热、肺燥和肺痈等三种类型，在治疗方面，肺热须重降热、肺燥须重清润，肺痈则须以通瘀肃肺为主。同时说明热在肺脏者为里热，与前之热在肺卫的表热不同。

热在胸膈，抓住一个躁烦懊侬的症状为主，无便为实烦，治须通肠泄火，有便者为虚烦，治疗则须以宣降郁热为主。

热在肝脏，抓住了强烈头痛、项强、呕吐或胁痛、发黄等为主症，治疗须以泄肝清胆为主。

热在胃（肌热），抓四大（大热、大渴、脉洪大和大汗）为主症，同时指出，纵使没有大汗出，也同样能使用白虎汤之类，这是根据吴又可氏论白虎汤解肌发汗之说而加以引申。

热在肠，抓了肠热下迫的热泻和肠燥便秘等两个类型，一用清肠，一用通肠，目的都在去热而保存津液。

在营主症，重在血热和神昏，而更重要的是抓住了血热这一个主要环节。因为营分病失去了血热，则不能称其为营分病。血热的重要标志则为舌色红绛，有舌绛的神昏为血热引起之神昏，无舌绛则虽有神昏，亦不能称其为营分病。以血热为主者治法重在清透营热，如以神昏为主，则其病主在心与包络，须重清宫开窍。

血分的主症即在出血（包括发斑）、动风（抽搐）与亡阴失水。对它们的治疗原则是：①出血者重在凉血，有气热未罢甚至炽甚者，则须同时清气。②动风主要以清肝镇痉为主。虚风则须重以养阴。③亡阴失水，主要在于滋阴潜阳。

（3）湿热病主要抓住水湿流下的特点，加之湿为阴邪，不伤津伤血而重伤阳气，由于阴血不伤，故湿热只在卫气流连而不能由伤阴而入于营血，更兼湿为重浊之邪，最易阻遏阳气的舒展，故有一分湿即可以出现一分阴寒之象，一般甚少见有不恶寒、但恶热的气分见症。复因脾恶湿和湿邪最易困脾，故湿热初伤于人即常见脾的运化功能降低和肌湿身重等等的见症。在症状中，虽也明显出现恶寒身痛等症，但实质上并非悉为表证。为此，卫气营血的分证方法，根本不可能适用于湿热，比较切近和能适应湿热的分证方法，应推三焦。因为三焦本身就是水湿运行的通道，对人体废水（湿浊）的排除，有无可争辩的作用，故而我就采用了三焦分证来辨治湿热。

由于湿热的热是从湿生出来的，故而湿之与热。经常黏合在一起，有人形容它像是油和面粉糅合在一起，分不出什么是油，又什么是面粉。故而排解时就有一定的难度，"来也姗姗去也迟"，这就是所以被称为"秋呆子"的原因所在，正因为是这样，在治疗湿热时，就要有一个比较全面的打算，不能过分追求速效。一般只要认定了病属湿热，则治疗原则即应重在治湿，因湿去则热不能独存（已从化成为温热者例外），犹之腐叶之热，则只有晒干后才能使热退去，靠浇灌凉水来祛湿热是不行的，因浇灌凉水只能助成湿而间接地助热。故而古人又有"发表攻里，两不可行，误认伤寒，必转坏证"和"汗之则神昏耳聋，甚则目瞑不欲言，下之则洞泄，润之则病深不解"等等的说法。这些有益的经验，是值得我们吸取的。

在下面就湿热的三焦分证，作一粗浅的说明。

①上焦湿热，常见于湿热伤人的初起阶段，其时以湿为主，热象未显，邪留皮毛、肌肉之间比较多，而侵入内脏，影响肠胃消化功能的见症尚较轻浅，故而其见症身重、恶寒等为主，治疗宜因势利导，即湿之在表、在上者，宜从微发汗而解散之。古有治湿温不唯不忌辛温，且用辛热之说，于此有一定的指导意义。

②邪入中焦，一般湿热羁留人体，已经过一定的时间（常在一周以后），此时热象已较明显，但仍是氤氲不清，似寒非寒，似热非热。胃肠道消化吸收的功能明显减退，全身性出现功能衰退状态。治疗时仍宜针对病因，以治湿为主，但因此时的热象确已升到一定高度，故而适当增入一些苦寒的药物，如：芩、连、栀子等已甚必要，苦燥寒清，取其治热而又有助于治湿。中焦湿热虽有神昏、咳痰以及郁发白㾦等等的重点证型，但治法却一以贯之，以清化湿热为主。

湿热在中焦，可以因患者体质不同，产生"从化"，或化燥成为温热，经过温热夹湿阶段而使邪热转气，或即入于营血。化为温热的则其病已脱离湿热范畴，其辨证施治，可悉同于湿热。也有的可以从阴化寒，使病邪转变为寒湿，此类病已离开"发热为主"的外感热病范畴，故治疗方药，即可于杂病寒湿之门求之，立方选药，应重在温化寒湿（吴氏《条辨》言之甚详）。另有中焦湿热，不经"从化"，仍以湿热为因，传入下焦者，其证主要向伤害大肠的传导功能及膀胱之气化作用为主，其主症或为大便黏滞不通，或为小便的匮乏不解，治疗之法，须仍守化湿清利为主，重点还是通过祛湿来提高大肠与膀胱的气化功能。

和湿热病不能用卫气营血分证一样，温热病也同样不能以三焦分证，因为温热病是以气血相传，表里相传的，它在卫时是以在表、在上焦为主，但在气分时就有在肺、在胸膈、在肝胆和在胃肠等等的不同，基本上是上、中、下三焦之病，兼而有之。且由气传营则又是邪入心营，又是主伤在上焦（由肺道逆传心包者，不是正常的传变规律，故称逆传），至由营入血阶段，则又是病邪由上焦的心营不经中焦而传入肝肾为主的下焦。在这里面没有上中下相传的规律可循，故温热病同样不能以三焦分证。应该看到二版《温病讲义》的用卫气营血与三焦混同之说是行不通的，其所谓"卫气营血和三焦的传变情况，两者精神完全一致，论证候表现，两者亦有很多类似之处，卫气营血的病变，包含了三焦中某些证候类型，而三焦中亦有卫气营血的表现，因此，临时运用，必须把二者结合起来"等等，是既无理论根据，同时也缺乏临床依据的，不可为法。

（4）温热夹湿，主要抓住它存在着温热与湿的矛盾，由于在病中表现有湿热的成分，故一般烦热和口渴等症状是离不开的，又由于它病中还夹有湿邪，故一般在患者症状中要有：身重痛、阵寒和闷胀欲吐等现象。这种温热与湿同时出现的病症，往往是在病程中的某一个阶段见之，因为它甚易发生"从化"。但此类病最多见于急性或烈性传染病之中，变化既多且快，因此就更应缜密地观察，以免偾事。对这类病的治疗，原则上是既不能有碍于治温热，又不能有碍于治湿，立方用药，一般以选用苦寒之药为宜，因苦能燥湿，寒能清热，可以收一箭双雕之功。

（5）通过这样的整理之后，以下问题，可以初步得以解决：

①辨证论治这一中医学特色，可以不受时令季节的限制，而因机灵活地运用自如。因为我们讲致病的六淫，是淫乱之气、不正之气或非其时而有其气，而不是正常情况下的岁运六气。季节只说明正常情况下的岁运，不代表六淫的出现。故而风温、燥热、风寒化热等均可以在四时发生，而暑热之证则能于先夏或秋分以后见到。

②不同的发病及其转化。在同一时间地点生活，可以有不同的发病，并可以在发病情况基本相同的情况下，产生不同的变化与转归。这是历来产生伤寒与温病、新感与伏邪等等争端的症结所在，只要紧紧抓住辨证求因这个环节，同时承认不同的患者体质（形藏）在发病与病后传变中的作用，我认为以上争端是可以解决的。

［结束语］

新陈代谢是宇宙万物的普遍规律，关键就在一个"变"字上面，革命也就是意味着变革。毛主席曾在不朽的诗篇中写过"人间正道是沧桑"，又曾讲过关于

"吐故纳新"的问题，这都说明"变"的重要意义。中医是一门科学，更需要变革，我写这篇东西，内容并不很新，但是，我还要把它叫作"新论"，因为我从主观愿望上是争取变革的。抛砖引玉希望能引出好的作品来。

（原载《北京中医学院学报》1980 年第 20 期）

外感热病总论

　　热性病是一个范围较广的病类，在内伤、外感病中均可见到以发热为主的疾病。本文所讨论的是以外感热病为主的疾病，并不包括所有的外感热病。例如痢疾、呕吐、泄泻、黄疸等，其中有一部分是以外感发热为主的，但有一部分属于内伤杂病，把它放在内科杂病中，不列入本文讨论范围。

一、什么是外感热病

　　外感热病是感受外邪引起的急性发热性病变，第一，它是急性出现的（外感病的特点）；第二，它是以发热为主的（热性病的特点）。用一个公式加以概括，就是：急性＋发热为主＝外感热病。

　　外感热病大部分属于传染病，象流行性脑脊髓膜炎、乙型脑炎、肺炎、麻疹、伤寒等，都是以急性发热为主，都符合外感热病的条件。也有些外感热病是不传染的，比如中暑就是因为持续地受了物理性的高温刺激而致病，它也能发热很高，也是急性出现，有时能很快造成休克，但它不是传染病。

　　有许多急性病如疼痛、吐泻及特别急的过敏性疾患，虽为急性发作，但因为不是以热为主，故不能称为外感热病。

　　有一些病，如肺结核、风湿病、甲状腺功能亢进症等等，也都可以出现发热，但一般都是积渐而来，不是一蹴即至，而且热度一般比较低，不符合急性的条件，因此也不能称为外感热病。

　　由于外感热病是急性的、发热较高的病变，它的变化特别多、特别快，我们在治疗外感热病时，特别要讲求"及时"。中医是讲求辨证的，有此证才能用此方，证候变了，则方药也就随之而异。为此，对外感热病我们主张随时观察，随时治疗，在急性发热期间，一般开方用药只有一剂，在病势缓和以后，如确有把握，也可以开二剂三剂，但绝不能像治内科杂病，可以开十剂、二十剂不换方。

二、外感热病的分类

　　中医对外感热病的分类，习惯上有"温病"和"伤寒"之分。最早是统称伤寒，认为伤寒即热病。《素问·热论篇》说："热病者，伤寒之类也。"《难经》说："伤寒有五，有中风、有伤寒、有湿温、有热病、有温病。"这都是把所有热性病归属于伤寒的例证。到后来温病学派出现，特别到了明末清初，就有人说伤寒只能限于病伤于寒的一种，不能代表全部热病，主张把温热病和伤寒分家，主张从六淫外邪分门别类，把风、热、暑、湿、燥、寒，除寒邪致病以外的所有急性热病，都包括在温病的范围。因此，就得出这样的结论，认为外感热病中"温病多于伤寒""温兼五气，而伤寒只其一气""病温者十之八九，病伤寒者十之一二"等等，各然其说。直到现在也还有以六淫邪气来分门的，所谓风温、春温、暑温、湿温等，基本上都是六淫的内容。风温是风邪致病，春温是里热为主，暑温是受暑致病，湿温是外感湿热致病，秋燥是秋感燥邪，伤寒则为冬伤于寒。这种分类方法看起来也还清楚，但是其中也有很多问题不好解决。例如：六淫常常要强调季节性，风温常见于冬春二季，春温则又限于春末夏初，暑温则为夏季的常见病（夏至以后），湿温则是长夏初秋的常见病，秋燥基本在秋分以后发病，伤寒一般在霜降以后等等。其实，这些疾病的发生，并不完全受季节的限制，如风温和伤寒，已是公认的四时都有；春温和夏季的暑热，病证几乎全部相同，但依过去书本上的讲法，那就是"先夏至日者为病温，后夏至日者为病暑"。就差一天，前一天为病温，后一天为病暑，而且暑病有见于秋冬二季的，则又不称暑温而名"伏暑"。其实，春温、暑温、伏暑三者，除时间概念以外，辨证论治则又分无可分。根据临床所见，湿温、秋燥也不是全依照书上指定的时间来出现的。这是一个方面，对临床的指导意义尚有不足之处。另一方面，在外感热病中，还有一个"从化"问题，即外因仅是发病的一方面因素，而更主要的还有内因体质的问题。体质不同，受了同样的病邪，可以生出不同的病变，同时受病以后，病邪随着体质而发生变化，又可以演变出和受病时截然不同的形形色色的病变来。这就绝不是简单的六淫之邪所能概括的。（详参《新医药杂志》1978 年第 7 期《论外感热病中的体质与从化问题》）

由于以上种种原因，我想抓住它们的特殊本质，归纳成为温热和湿热两大类。这是清代叶天士早就提出过的，后经薛生白、吴鞠通等进一步补充，本人做了一些整理工作。另外有温热夹湿和伤寒等型，则作为其中的一个阶段来介绍。希望这样做对一些复杂的问题，能初步理出一些头绪，对外感病的发展变化做出一些探讨，提出一些应变的看法。

（一）温热

温热又称燥热。燥热即干热。故温热病的特点，一者是热，二者则为它所出现的燥象。燥是由于温热所伤的结果，故燥象的出现虽较温热要晚一些，但它既显温热见症，就要预见到它的耗津夺血、化燥伤阴而对它加以防范。这一点很重要。因温热最易损耗津血（津血同源），特别是津血受伤以后，则干柴烈火，温热必更加炽甚，这是治温热必须始终重视保津液的道理。为此，对温热病的治疗，除经常注意去热以外，同时必须注意保津。在早期常用甘寒益津，如桑菊、银翘等汤内均加用芦根。至后期则须重咸寒补阴，如复脉汤中再加三甲。其他如白虎汤清热保津，承气则急下存阴（存津），凡此，都是为保护阴津而设的。

由于温热有伤津血、伤阴的特点，所以温热病一般都表现为阳盛阴虚的现象。阳盛者指其热甚，这是温热所共有的，没有热重就不能称其为温热病，阴虚者即为津血之虚。中医讲阴阳是相对的，阳盛可以导致阴虚，这在温热病的前一阶段基本上是如此的，高热发生以后，便显得口渴心烦，干咳或痰出不爽，这就是阴津受损的开始。温热病到了后期，又常见阴津受伤太过，而全身的发热反不如初期之高，这就变成了以阴虚为主，而阳热盛则居于次要地位（主要因为正气已虚，不能过高地产热）。在这里面，有个较为错综复杂的情况，为了执简驭繁，我们抓住三个重点类型，以概括温热病的全貌。列表加以说明：

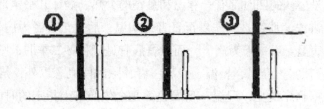

说明：

①阳盛，相对地见有阴虚而非真虚，治疗时但去其阳热之有余，如调胃承气汤。

②阴虚，相对地见到阳盛。但补阴津，其热自退，如增液复脉辈。

③阳盛阴虚，既有阳盛，又有阴虚，必须泄热养阴，同时并重，如增液承气汤。

在温热病中最多见者为第三种，泄热同时养阴，如桑菊饮、银翘散均属此种。

（二）湿热

湿热的重点在湿，热从湿生，湿为阴邪，和水是一类的东西，津就是能被人体利用的水，与血同源，故湿热的特点是不能伤阴伤津伤血，而相反地常常以阴伤阳，这就是湿热有别于温热的地方。

有人要问：湿既是阴邪，阴邪一般说偏于寒，为什么又讲湿热？我们可以用一些现象来说明湿热产生的问题。我们知道，一堆干草，一仓真正晒干的粮食，是不会生热的。如果是湿草，不要多久就会产生很烫很烫的热来。粮仓也是这样，如粮食没晒干，进仓稍久，便会生热霉烂。如果你见到它们发热而用凉水去浇，那就会发热更大，霉烂得更厉害。如果你把草堆翻开让风吹日晒一下，把粮仓翻出来晒个干，就可以防止生热。这就是湿热的产生情况和治湿热必须以祛湿为主的道理。下面讲讲湿热的一般特点：

（1）热从湿生，湿先于热。开始时多数是以湿为主，而后才见热象。大概于开始两三天热象都不明显，主要见的是阴寒见症。为什么见寒象？因为：①湿为阴邪，故见寒象；②湿邪停滞，阻遏阳气的流通，故亦见阴寒之象，可作"阴无阳无以化"来理解。故湿热病常见症状一般是恶寒重、发热轻、一身重痛（寒凝湿滞之故），其次为胸闷不饥，脘腹胀满（湿停于里之故），大便溏滞，小便短少（水湿不化之故）等。

（2）湿热混杂，不易分离。湿热病热在湿中，有湿就有热，有热就有湿，有人形容这种现象是"以油着面"，难解难分，因此它的发热和恶寒（阴寒之象），一般都是同时存在的，有的书上叫它"身热不扬"，有的书上叫它"寒热模糊"，患者的自觉症状就是似寒觉热，似热觉寒，纵使在体温高至39℃以上时，也还是寒热混杂不清的。

（3）湿为阴邪，阴盛伤阳。阳主功能，阴主物质。湿热不像温热病伤津与血，而是重点伤害全身各部的功能。例如：头蒙身重，它不是津血之虚，而是湿阻气血流行不利，不能使清阳之气布达全身；耳聋神呆和消化迟钝，中医认为这是伤阳，不是物质有了损害，而是感觉器官、消化器官的功能有了障碍，故湿邪重点是伤功能。

（4）湿热病重在治湿。湿热以湿为主，故治湿热必须重在治湿，自始至终都是如此。因为热是由湿产生的，没有湿则热不能独存，故治湿热初重散湿，如正气散；次重利湿，如茯苓皮汤；湿化为痰后则治痰湿，如连朴饮，始终不把重点放在治热上面。就是到热象已较为明显时，也只宜取苦寒燥湿药如芩、连、栀子等一二味，名为泄热，实际上它同时有燥湿的作用。至于辛温大汗如麻、桂、青龙等汤；滋阴降火如增液、复脉辈；清热保津如白虎、承气等等，在湿热病中，基本上不用。因辛温大汗、阳随汗泄，可导致亡阳、漏汗不止等变。苦寒峻下，则又易致脾阳重度损伤，因而洞泄无度。误用滋阴，如龟板、熟地等则病深不解。过用寒凉，如石膏、知母等则又易使湿热冰伏于内，更难驱除。为此，前人有"发表攻里，两不可行，误认伤寒，必转坏证""滋阴则邪不除，清热则湿愈甚"等等说法，在临床上很有意义。

（三）温热夹湿

温热夹湿是既有温热见症，又有湿的见症的一种疾病。这是燥和湿同时在一个病里面出现。从病邪本身来说。就是一对非常尖锐的矛盾。这个病最常见的温热见症是：心烦和口渴，严重时才有动风、失血和神昏；湿的常见症状是：阵阵寒战和一身重痛，脘腹痞胀，舌苔厚腻。至于吐泻和腹痛等症，一般只在少数病例中见之。由于温热和湿这两者在性质上截然不同，这种温热夹湿的见症一般只在病程中的某一个阶段中见之，很少出现于病的全过程。因为病邪之间的燥和湿的矛盾，也必然要引起斗争，病邪和体质之间的矛盾，又有一个"从化"的问题在内，"从化"也是通过斗争而产生的。斗争的结果，常常使病邪的某一个方面发生根本性的变化，最后变成温热病或湿热病。在外感热病中，最多见者是湿从燥化而成为温热。当然从湿化的也是有的，特别是在补充大量液体以后，常常有湿热的现象发生。最常见的是乙型脑炎后期，由于补充了液体，常常由温热夹湿转化为湿热或痰热。治疗温热夹湿的原则是：治温热又须同时治湿，但必须注意不能治湿碍温或治温碍湿。在其全部化温或化湿以后，即可按治温热或湿热的方法处理，不另开蹊径。

温热夹湿虽然在病程中常常是较为短暂的过程，但这种现象却常常在重要疾病中出现，如流行性脑脊髓膜炎、乙型脑炎、肠伤寒等病均易见此，其变化既多且速，最宜审慎处理。

（四）伤寒太、少二阳病

伤寒是指初起以恶寒症状为主的外感热病，在外感热病中也常常是短暂的一个过程。由于它从寒化就属内伤杂病范围，从热化又转为温热，故本文不讲它的全貌而仅介绍它与外感热病有关并有别于以上温热、湿热、温热夹湿的一部分内容，这就是太阳和少阳病。

三、外感热病的辨治

对外感热病的辨治，中医积累了很多行之有效的方法。最早的有东汉时代的张仲景，他用六经——太阳、少阳、阳明、太阴、少阴、厥阴来作为辨治多种内科疾病的纲领，其中的三阳经即太阳、少阳、阳明三经，基本上是以外感热病为主的，三阴经则多数属内科杂病范畴。到清代叶天士提出了用卫、气、营、血分证，他不但把杂病部分划分出去，而且突出了用气血分证（卫气营血实际上是突出了用气血分证），这就使外感热病的分证方法，又前进了一大步。后来吴鞠通在叶天士的卫气营血基础上，又分离出了一个三焦分证。最早提出三焦辨治热病的是刘河间，叶天士也提过，但吴氏又做了补充与发挥。总的来说，社会在发展，历史在前进，学术观点后来居上，这是毋庸置疑的，但后来形成了门户之见。学《伤寒论》的就捧住《伤寒论》以概治百病，学叶天士的就说《伤寒论》方只能治伤寒不能治温病、热病，截然把温病热病和伤寒分家。吴鞠通是同意叶天士的《外感温热论》学说观点的，但又不敢非议张仲景，并且自己已觉察到叶天士的温热论学说卫、气、营、血不能概括所有的外感热病，但又不敢开门见山地指出前人的不足之处。因而他就一方面主张伤寒和温病分家，说伤寒和温的传变方式是一纵一横。伤寒从皮毛入，由表传里，是横传；温病从口鼻入，由上传下，是纵传。事实上，温病中上下相传的是湿热而不是温热，温热只适宜于用卫气营血。他在温病自上传下的思想指导下，把叶天士在《外感温热篇》里讲过的三焦学说作为温病热病的分证方法。他的《温病条辨》就是以三焦名篇（分上焦、中焦、下焦等篇），但又离不开卫气营血的内容。最后有两个问题不能解决：一个问题是三焦分不了热的在气在血，而外感热病中有一部分是必须用气血来分证的；第二个问题，卫气营血从卫到气是表里相传，当然也可以说从肺到胃，从上焦到中焦，但再从气到营，就不好说了，营是心营，又是上焦的了，再从营到血，又是从上焦直入下焦了，这怎么说呢？无可奈何，他又搞了个"逆传心包"，把由卫传营的叫"逆传"，煞费苦心，结果问题还是没有解决。此外，卫气营血还有个气血相传的问题也不是三焦所能概括的。以上问题，争论了年复一年，谁也说不服谁。现在要我们说句心平气静的公道话：这几家都有一定的道理，但也都有不足之处。张仲景的六经分证没有分气血，这是很大的缺点。事实上外感热病的热在气和在血还是必须分辨的，用张仲景的方法分证，则神昏谵语就是阳明病承气证，可是病有虚证怎么办？这是最浅显的例子。说明张仲景的六经分证是不够的。叶天士的卫、气、营、血对于温热病确有其指导意义，但对初起以寒象为主出现的外感热病办法就少了些。这一点必须承认。我们在讲完卫分证以后，附上一些治寒象为主的辨治方法，可以弥补这一点。另外，卫气营血确实对湿热病的指导意义不大，因为湿热病以伤阳为主，它不能伤阴而成热入营血之证，同时它在卫在气界限又不是很分明。吴鞠通的三焦分证方法对它却是较为合适的，因此，我们就采用吴氏的三焦分证方法来辨治湿热。另有一部分温热夹湿，实质就是春温、伏暑、暑温夹湿的一部分病型，它既不同于温热，卫气营血对它没有指导意义，又不同于湿热，三焦分证的方法，对它同样没有意义。前人对此也没有留下来可靠的分证方法，并且有些说法还很糊涂，例如"暑必夹湿""暑为阴邪""暑湿同源"等等，其实，暑是热之极，暑是阳邪，是温热病，湿是阴邪，纵有热象也是湿热，这二者一冰一炭，是不能同出一源的，暑中可以夹湿，即是我现在讲的温热夹湿的重要组成部分，对此，我就把它另列一条进行讨论。这就是外感热病的辨治梗概。

（一）卫气营血证治

卫气营血是温热病发展变化的四个常见阶段，但温热病的发展变化并不是一成不变地沿着这四个阶段来进行的，在温热阳邪——风热暑燥中，就有暑病是基本上没有卫分表证的，并且还有一些本来不是温热病的疾患，如湿寒等阴邪又都可以通过"从化"转变为温热病，所以卫气营血也可以说又是四个重要证型。

卫气营血四个阶段或证型，最主要就是分气血，在气血中又有浅深轻重之别，故又把气的轻浅阶段称为卫分，血之轻浅阶段叫作营分。

1. 卫分

卫分是温热病在气分的轻浅阶段，病位主要在皮毛与肺，一般见于温热病的初期早期阶段，它的主要见症是：恶风寒或微恶风寒、脉浮数、发热，其中重点是恶风寒和脉浮，因为这两个症状是说明病位在表在卫的。其他如发热和脉数，则是温热病的共有症状，在卫气营血中都可出现，对诊断为温热病有意义，对诊断卫分病就没有重大意义，为此，我们把恶风寒和脉浮列为卫分主症。至于咳嗽、痰出不爽、口渴则可有可无，不是卫分证的主症。

在卫分病中，分为热在皮毛、热在肺和表邪郁热等三种类型。

（1）重在皮毛的。

主症：发热，微恶风寒，或有咳嗽，咽痛，口渴等（其中"或有"症，即说明没有这个症状同样是温热重在皮毛。而主症中的发热、微恶风寒则是不可缺少的）。治当散风清热。主用银翘散。银花、连翘、竹叶清热解毒；豆豉、薄荷、荆芥解表散风（散风就是使表邪从微汗而散，它和大汗有一定的差别，方中的散风药有的是偏于辛温的，如荆芥，但它和大剂清热解毒药一起用，则发挥的已不是辛温的作用而是散风热的作用，是给在表的温热以外散的出路）；甘、桔、牛蒡，宣肺清热祛风热，利咽喉，使肺卫的邪热外泄；芦根清热润肺，以保肺津不受损害。

加减法：热甚加生石膏30g，以清热保津；咳嗽加杏仁9g，以润肺止咳。

（2）重在肺的有两种。

一种以咳嗽少痰或痰出不爽、咽痛、恶风、微热为主症。其中咳嗽少痰是肺有燥热的现象，痰出不爽同样也是燥热伤津，影响了排痰，故凡干咳或痰出不爽，都可认为肺有燥热，不独外感热病如此，有燥热即须用凉润。咽痛（干痛）是肺胃燥热上升，灼伤肺津所致。恶风发热，则是在卫在表的特征。治宜宣肺散风热，主用桑菊饮。桑叶、薄荷，宣散风热；甘、桔、杏仁宣肺气，利咽喉，止咳化痰；连翘清泄邪热；芦根清肺润肺。

加减法：口渴加麦冬、石斛；心烦加栀子、豆豉。

另一种以咽痛为主症，主用加味甘桔汤。加山豆根、鱼腥草、锦灯笼、木蝴蝶、重楼、牛蒡子、芦根、竹叶等，都是清咽解毒之用。

（3）重在表邪郁热的。

主症：发热，恶风寒（以发热为主），头身痛，无汗，心烦口渴。在这里心烦口渴是里热象征；无汗恶风寒是表邪外困的见症。表邪外困则里热没有出路，单清里热是不行的，单解表散风寒则温药对里热有矛盾，故又不能单靠辛温发表。因此，对本证的治疗最好用解表清里之法。本证一般用葱豉汤即行，或用葱姜冲汤代茶服之，重在取汗，有汗即可透热于外，但里热重的须用葱豉桔梗汤，表里同治。葱、豉、桔梗、薄荷解散表邪，微发汗，透里热；栀子、连翘、竹叶、甘草清泄邪热，以除烦渴。

附：伤寒太阳、少阳证

太阳、少阳二证，是沿用《伤寒论》的名称。《伤寒论》的这二证是外感热病中初期以反应寒象为主的疾患。它不同于一般温热病的恶寒轻、发热重；其治疗亦不同于一般温热病的以辛凉解表为主，而是须用辛温解散风寒，透热外出。或两解寒热之法。使寒邪与热同时得到解除。由于这两种证型与一般温热病在初起时有原则性的区别，其治疗不同于温热，故附在这里单独说说。至于本病从阳化热转化为热病，则按温热病处理，从阴化寒转化为寒证，则归于内科杂病治疗，此处不再重复。

（1）寒在太阳。

主症一：恶寒重，发热轻，头项强痛，无汗，脉浮紧，苔薄白，口不渴。本证恶寒重、发热轻，是说明初起以寒象为主。无汗、头项强痛是说明寒主收束，腠理不通，汗不得泄，荣卫失其流畅。脉浮指病在于表，紧脉则是寒邪闭困，主痛。苔薄白为寒邪未入于里，口不渴指津液不伤，是寒邪伤阳而不伤阴，总的来说本病是寒邪外束引起，里热不甚明显。治宜发表散寒，常用荆防解表汤。荆芥、防风、苏叶、生姜等发表散寒，杏仁开肺气以除邪，一般不咳嗽即不用杏仁。加羌活9g名"苏羌发表汤"，对头痛身痛有重要作用。过去很多书上对本证的治疗多主张用麻黄汤，但本人经过临床多次使用，总感到麻黄汤效果不像书上说的那样明显，且有时出现不良反应如内烦之类。不如苏羌发表汤、荆防解表汤药效强，而且副作用少。服汗剂最好在药后半小时左右，饮热开水一杯，以助汗出，得汗则不但寒象解除，即发热也同时解散。故治疗本病的关键在于得汗。有时饮姜葱水也同样能解决问题。

主症二：前证变无汗为有汗，变脉紧为脉缓，称太阳表虚证，或名太阳伤风，而前证则称太阳伤寒，又叫表实。由于本病有汗，这种恶风寒发热不能责之于表邪闭困，而是属于表虚阳不卫外。脉缓身痛，是表虚的营卫不和。治当调和营卫，主用桂枝汤。本方具备调和阴阳气血的作用，方中的桂、姜、甘草起辛甘化阳即养卫气的作用，而芍药、大枣则起酸甘化阴即养阴血的作用。辛甘以助阳气卫外，治表虚，酸甘以和阴血，治汗出身痛。故本方不是发汗剂而是调和营卫之剂，营卫调和则不但不发汗而且能止汗。过去有的书上说桂枝汤是发汗攻表剂，是不完全妥当的。《伤寒论》上说桂枝汤攻表发汗，但服后要喝热粥，这个出汗究竟是热粥的作用还是药的作用有待研究，鉴于喝凉粥能止汗，这就不能不考虑这是粥的作用。

主症三：太阳病，恶寒发热无汗，而又烦躁口渴甚至喘满的，则为表寒郁热为病，治疗方法宜散表寒、去里热同时并用，常用方如大青龙汤，方用麻黄发散表邪（寒邪），除喘满，石膏清降里热治烦渴，姜枣调和营卫。本方是治疗寒象为主的外感热病的，故病属伤寒太阳病，它和前葱豉桔梗汤证的区别主要在于：本证是寒重热轻，而前证则为寒轻热重，其所以一为伤寒一为温热者意亦在此。

（2）邪入少阳。

主症一：寒热往来，兼见胸满胁痛（肝胆经脉所过），口苦（胆味），咽干（有部分里热），目眩（肝开窍于目），苔白脉弦，或见呕吐。

按照伤寒热病传变的一般规律，病邪在表者为寒，内传于里即为热证，热证已与温热无分彼此，寒证即前所讲之太阳证。少阳病是邪在半表半里之间，故症见有寒有热、阵寒阵热，即寒热往来。少阳病的热型主要就是这个。其他像胸胁满痛、口苦咽干、目眩耳聋等等都是次要的，可有可无的，呕吐更不是主症，但症状越全少阳证就越典型。治宜两解寒热，常用小柴胡汤。

两解寒热的方法，称和解法，意思是表里寒热错杂，呈交争状态，采取和解法使它们和解不争就算了事。其实邪正间的矛盾，寒热间的矛盾，远不是和解所能解决的，有邪就当祛邪，正虚就要扶正。而且小柴胡汤中明明是以参、草、甘、枣扶正，柴胡、黄芩治热，半夏、生姜治寒，扶正祛邪，寒热两解，根本不存在和解的问题。因此，我们就把这个治法的名称改为两解寒热。用这个方时，需要进行加减。一般外感热病刚开始不久，正气不虚，就无须用参、草补正，特别是党参有误补留邪之弊，可以不用。如热势过甚，即于小柴胡汤中加石膏30g，常常能清退以寒热往来出现的高热（体温有时高达40℃以上），但一定要有寒热往来。

另外要说明一点，即柴胡有南、北之分。南柴胡用的是叶，又叫茅柴胡、火柴胡、竹叶柴胡，功主升散，有升散劫阴的作用，不可多用或久用。而北柴胡则是用的根，升散作用不甚明显，相反有清热润燥之作用，用量大一些没有关系。

故凡取柴胡升阳散火者，最好用南柴胡，用量不宜过大，大概 3~6g 之间。如系用柴胡消炎退热润燥，则应用北柴胡，用量宜大，一般 9g、12g、15g，最大量可用至 30g。

主症二：前证兼见大便秘结，腹满苔厚中黄，脉弦实者，为少阳里实，常用大柴胡汤治疗，前方去参、草，加枳实、白芍、大黄，常常得便则寒热解散，临床用之不少。

邪在卫分最主要表现为恶风寒、发热和脉浮数。但有一点必须反复说明：卫分的恶风寒比起发热这个外感热病的共有症状来说，还是比较轻的，如果是恶寒重、发热轻，这就不叫卫分证而叫伤寒，治法就不是以辛凉为主，而要重于辛温或两解寒热。这就是我们附在卫分后面讲的伤寒太、少二阳之病。至于恶风寒和发热并重的一种病型，我们可以在辛凉解表中加重辛温的药力。例如银翘散中本来就有荆芥，用量可加大一些，或者再加上一点羌活、苏叶，以加强散风寒的作用。如果是寒热往来，又见寒甚或热偏甚，也可以用同样的方法，热甚已有用小柴胡、大柴胡加石膏之例，如寒甚同样可以加用辛温发表之药，如羌活、苏叶之类。总之，临床重在灵活权变，不可固执。另外有外感病但恶寒、不发热的，治属内科杂病。

2. 气分

温热入于气分，是病邪深入气分之里，深入到内脏的一个阶段，也是温热在气较为深重的一个阶段。主症是不恶寒、但恶热。和《伤寒论》上讲的阳明病没有任何区别。不恶寒是说明病邪已不在皮毛之表，但恶热是说明邪热已深入于里，这个热是比较深重，并有心烦与口渴等症状，说明热重已伤津血，津伤则口渴，血伤则心烦，津血同源，伤津必然影响血，伤血也必然影响津，故在温热入于气分时，心烦和口渴常常相兼并见，互为因果。

温热入于气分的来路大致是两条：一是从卫分传来，即由恶风寒而后转为不恶风寒、但恶热；一是温热直入于里，即开始没有恶风寒的症状，实质上就是温热病中的"直中"类型。温热病的"直中"，大部分都是直入气分，营血的直中是少见的。总之，气分之热，不论是由卫传来的，或是直中于气，它的主症都是以无寒但热为主，尽管气分的热有很多脏腑部位要分，有热在肺、胸膈、胃、肠等之异，但都应抓紧去热保津，这个原则总是一致的。下分述之。

（1）温热在肺。

主症：咳喘，胸痛，发热，口渴，汗不解热，苔黄脉数。

在前面讲卫气时提到过肺，讲的是肺与皮毛的一个部分，重点是讲皮毛、讲表，但它要影响肺，有时也可以肺症状为主。这里讲肺热是讲肺本身的热。肺属五脏之一，属里。气分讲肺热，不同于皮毛之热，而是里热。里热就不再以恶风寒的症状为主了。最明显的症状是发热不恶寒而有咳嗽和喘，这是肺气不降的具体表现。肺主清降，肺不能清降就造成咳喘，咳喘就成了肺热的主要见症。其次是胸痛，因肺处胸内，肺热常影响到胸而发生疼痛，特别是影响呼吸与咳嗽。口渴、苔黄、脉数和汗不解热等都是热入于里的共有症状，不是肺热所独有。这个热是在里，不是出汗所能解散的，故而汗不解热。重点证型有三：

第一个证型是肺热咳喘。主症为喘咳，喉间有痰声（前面讲的温热在肺的症状如咳喘发热、胸痛、口渴、苔黄、脉数，汗不解热等都有存在，下面两个证型同样如此），这痰声说明肺热伤津，痰较稠黏，肺津不足，气管不够润滑，故而痰不易咳出，呼吸作声。推其伤津的主要原因是热，故以去热为主，又叫降肺热。降肺热有两大途径：一是宣肺，使肺热宣出于皮毛，借重肺和皮毛的关系，而使热散于外。二是清肺热，用清肺去热药使肺热消退下去。清和宣都是针对肺热用的，同时有降肺而治咳喘胸痛等作用，故对本病的治疗，重在宣肺清热。常用方是麻杏石甘汤。麻黄是宣肺使肺热出于皮毛的，肺不宣则不降，故须用麻黄。石膏是以清肺热为主的，肺热则气升不降，肺热不降故取石膏，麻黄得石膏则宣肺而不患其燥，石膏得麻黄则清肺而不患其闭，二者相辅相成。再有杏仁宣肺润肺，能治咳喘，生甘草清热解毒而又生津。此方是肺热咳喘的主方，临床治肺炎喘咳多用之。用时常加桑白皮、葶苈子，以加强清热解毒之效，并可再加大青叶或银花、连翘。

第二个证型是咳吐脓血。主症是咳喘吐脓血、痰腥臭、胸痛呼吸及咳嗽时为甚。这里的咳吐脓血，主要由肺热引起，是在肺热的基础上加上咳吐脓血和更为明显的胸痛，而且这个胸痛一定要有胸膜刺激症状，即咳嗽呼气时痛甚，否则，胸痛就有其他原因，如胸肌、胸骨以及真心痛（胸痹）等引起的可能。其间的主要区别就在于有无咳嗽及呼吸时的痛甚。在肺热咳吐脓痰的病中，还有一个值得注意的症状是痰腥。常常在血瘀络阻时就开始，以后才见咳吐脓血。到咳吐脓血日久，痰味还可以变为腥臭，有时呼吸出来的气也有腥臭味。治疗咳吐脓血的方法是清肺通络排脓，常用方是苇茎汤。方中桃仁去瘀通肺络，薏苡仁、冬瓜子清肺排脓，芦根清肺生津。为了加强解毒排脓，常配甘桔汤一起用，对后期吐脓多的作用较强。胸痛明显，须加强通络去瘀，常加郁金、降香、橘络或丝瓜络。热甚加大青叶或银花、连翘以清热解毒。本方清肺去瘀通络和排脓是统一体中的两个侧面，清肺去瘀可使血不停蓄而避免其化脓，因脓就是蓄血经由发热而化生的，而排脓以后又可以减少血的瘀蓄，加强气血的流通，因而减少了胸痛与发热。其间不但不矛盾，反而是相辅相成。在这里还必须说明一点：本病既有咳吐脓血，为什么不把它列入营分、血分按血热来进行辨治？这是因为本病都以气分之热，以肺热为主，由气分而咳喘，由气热而动血，以致发生胸痛与咳吐脓血，从全身症状来考虑，它不是营血之热的体征，故而只能列在气分进行论治。

第三个证型是燥热咳喘。主症是咳喘无痰，或咳吐白色泡沫，咽喉干痛。无痰为肺燥津伤，而咳吐白色泡沫，是肺痿的表现，比无痰的咳喘更为燥热，清肺润燥必须更重一些。还要注意与咳喘吐水泡痰相鉴别，因水泡痰属寒属饮，咳而易出，常为小青龙汤证，其全身症状为寒甚，阳虚阴盛，故须温化寒饮，而本证咳吐白沫，则为燥热阴虚，且常有口干、咽痛现象，吐沫胶黏难出，须重凉润。一为阴证，一为阳热。虽同有咳喘和吐泡沫，但治疗却是截然不同的两途，不能混淆。由于本证重在一个"热"和一个"燥"，故治疗重点应掌握清肺润燥，常用方如"清燥救肺汤"。沙参、麦冬、石斛生津润肺；桑叶、枇杷叶宣肺透邪；杏仁、石膏清降肺气；黑芝麻、阿胶养阴润肺，有时燥咳咯血，阿胶又能止血。如喘咳系阵发性者，须加定风药，如蜈蚣、全蝎之类。僵蚕和地龙也有定风作用。

（2）热郁胸膈。

主症：烦闷，懊恼，不眠，发热，口渴，脉数，苔黄。

胸膈部是胃脘以上至前胸部的一个空腔，古称胸廓，但它和周围的肺胃肝胆等都有关系，温热侵入以后，就会影响周围的脏器而出现症状。由于胸膈是一个盲腔，热入以后，就易闭郁在内，外透不得，全部入里也有一定的困难，由闭郁而产生热胀烦闷，有的书上又叫它为虚烦懊恼。为什么叫虚烦？这是和大便不通相对而言的，病热未结聚，既没有便秘蓄血等因，又不是局限在某个脏器，是无形之气热，故称虚烦。其实这个病并不全是虚证，因有大便秘结的实烦证，故称本证为虚烦。懊恼者，热郁在胸腑之间的盲腔以内，本身因热产生膨胀，就要自找出路。它向上、向外找出路，就找到肺，因肺是合皮毛的，热不能出于皮毛，故而出现洒然毛耸似欲汗出而不能得汗；向下向里找出路就找到胃，因胃主泄里热的，热不能通过胃而下泄，故又产生温温欲吐而不能吐、烦闷不安、不能入睡等胃不和的症状。这个热对两旁的肝胆也有影响，因肝胆是寒热、表里间的枢纽，故又出现阵阵烦满的热象，而不是一直不分高低的热型。它会影响肝胆的疏泄作用，出现懊恼，这个虚烦懊恼总的来说就是由胸膈郁热所造成的，故治疗本病重在清宣郁热，一条是宣发，又一条则是泄降。这个常用方只有两味药：一个是栀子，这是清泄郁热的，能通泄三焦之火热；一个是豆豉，这是宣发郁热的，豆豉本身虽偏于清凉，但它已经过麻黄、苏叶水制过，有宣发的作用，配葱白就能起到和麻黄汤相类似的作用。这样一清宣一泄降，就可以消除郁热。满闷甚者，加枳实叫枳实栀子豉汤，治甲状腺功能亢进症虚热较好。如本证兼有大便闭结、舌苔黄燥、脉实有力等等，则为"实烦"，除清宣郁热以外，还要加用攻通大便的药，使热从便泄，这就是表里两解的方法，常用方如凉膈散。栀子、黄芩清泄郁热，薄荷、连翘、竹叶清宣郁热，硝黄攻下而去结热，生甘草清热解毒生津。

（3）温热在胃（肌热）。

主症：大热、大汗、大渴、脉洪大，心烦苔黄燥。温热在胃，说明这个热已全部入里，由皮毛内传肌肉；由肺传入于胃（主要是全身肌肉的热）。由于里热甚迫津液外出，故出现四大症状——大热、大汗、口大渴、脉洪大，并同时见有舌苔黄燥和心烦。治宜解肌清热，常用方为白虎汤。清热和泄热不同，泄热是针对实热来用的，有泻热的意思，而本方白虎汤则不包含泻热的内容。白虎汤重用石膏、知母，都是清退肺胃之热的，而粳米和甘草则是益胃生津的，没有泄热的作用。且本方加人参名白虎加人参汤，就是用治大汗气虚、津液不足的，假使白虎加人参汤证再进一步，津气虚乏，那就要用生脉散（麦冬、五味子、人参）抢救阴气脱绝，这更说明清热不等于泄热。

（4）温热在肠。

温热在肠可以有两种表现，一种是因为燥热伤津而产生肠燥便秘，另一种则是因肠热下迫（肠蠕动加速），迫便下行，因而产生肠热下利。

先说肠燥便秘。其主症为发热、便秘，或下利清水，口渴，苔黄燥，脉数。一种习惯性便秘，这病不是以发热为主，故不属外感热病范畴，其中有风秘、血秘、气秘等等，统属内科杂病。这里的肠燥便秘，在便燥不通的同时，有温热病的症状存在，如发热、口渴、苔黄燥、脉数等，舍此则不称其为外感热病中的肠燥便秘。这是温热肠燥便秘的第一种现象。另外还有一种现象，同样也是肠燥便秘，但它不是大便秘结，而是便下清水，水就是不带粪便，看起来不是便秘而是泄泻，实则是比一般肠燥更严重的便秘，在温热病中尤其如此，杂病中有时也有出现。这个病在古书上称为"热结旁流"，意思是因为燥矢结热于里，水是从燥矢旁边流下。我们现在知道不是这个问题，这是因为燥矢结在直肠的上端，水是直肠下端肠黏膜分泌出来的，因为近肛的一段没有粪便，因而才作为稀水流出肛门。治疗同样需用急下。等燥矢下来以后，下利清水便不复存在，攻除燥粪的常用方为调胃承气汤。病中见有脉微细，但欲寐者。用增液汤或增液承气汤。调胃承气用硝黄润肠通便，生甘草清热生津，故为攻除由热而引起肠燥便秘的主方，如见脉微细，但欲寐则为阴液大伤，渐至失水昏迷阶段，必须密切照顾到阴分。舌上无苔者，可用增液汤（玄参、麦冬、生地）以增水行舟，如舌苔燥黄，即取增液承气汤（增液汤加硝黄因为燥黄苔为实象）滋阴同时攻下。其实增液承气与调胃承气同为一类，调胃承气中的生甘草也同有生津润燥的作用，不过程度不同而已。但大、小承气则不是这个类型，因枳、朴同有行气燥湿之用，必见痞满然后用之，否则即无须其行气除痞满，更不须用其燥湿。过去中医讲求得很严格，对厚朴的看法是苦燥得很，在温热病中列为禁药，现在已知此药对多种菌类有抑制作用，我看就不必过于限制，即以大、小承气汤移治温热，亦无不可。

再说肠热下利。其主症为发热、下利频繁、肛门灼热、脉数口渴、舌苔黄燥。一般下利多由湿而生，湿为阴邪，故腹泻常为寒湿伤脾、脾阳不振引起。而这里却是因肠热而下利，是因肠热迫使粪便下行，这实质和热甚迫津外流之大汗、迫血妄行之出血，同一理由。故又叫协热下利。其症状除全身高热外，还有大便时肛门灼热，这个症状在寒湿泻里是不会出现的，又不同于痢疾的里急后重、泻下肠垢不爽，而是泻下很爽，有的书上又叫"自利"灼肛。由于这个病是温热，而且病位在肠，故治疗时就须以清泄肠热为主，常用方有葛根芩连汤。方中葛根解肌热升津液，解肌热就是退热，升津液是把肠中的津液（水分）上升，不能下流肛门，这就是实大便的又一种方法，黄芩、黄连清泄胃肠之热，肠热去则不迫便下行，因此也就减少大便的次数。甘草有清热解毒的作用。本方对痢疾初起，高热便频，同样有效。

3. 营分

营分是热入血分的轻浅阶段，病位在于心和包络。由于心主血与神志，故热在营分的主症就在于血热和神昏，特别是以血热为主，神昏是在血热的基础上见到的，如果没有血热的症状，则虽有神昏也不能称为营分病。

温热入营有三条来路：一是由卫分传来，即先见恶风寒和发热，寒尽即见营分症状，这叫作逆传心包。二是由气分传来，即先见气热，全身高热不寒而后伤阴，入血而见血热见症，其中包括一部分由湿热化温的营热证在内。三是不经卫气而温热直入于营，常发生在营阴素虚、血有伏热的患者身上。不论其来路为何，热入营分大致不出热伤营阴和热入心包二型。外有营卫合邪和气营同病，则为营分之有兼挟症者。下分述之。

（1）热伤营阴。

主症：舌质红绛，身热夜重，心烦不寐或见谵语。营是血的功能，血属阴，故称营阴，热伤营阴的突出表现为血热，而血热症状的最显而易见者则为舌质红绛。营阴被伤，故身热夜重，其心烦、不寐、谵语等亦多以夜为甚。心烦者由于血热津虚引起，不寐与谵语也都是由于血热扰乱心神所致。治当清透营热，常用方为清营汤。方用犀角（1g，水牛角30g代之），黄连、丹参清血热而安神，生地、麦冬、玄参增液生津以充阴血。银花、连翘、竹叶清透营热，使从卫气而解散。在这里面要突出一个清透营热的问题，银花、连翘、竹叶都是卫气分之药，但为什么营热要用卫气药？古人说它是"透热转气"，其实它还是清透卫热、气热的药物，因为营行脉中，营热像个热水袋一样，热水袋能用来温被窝，现在用银花、连翘、竹叶则像把被子揭掉一样，让热水袋快点儿冷却，并不是把营热透转卫气。

（2）热入心包。

主症：发热，神昏谵语，心烦舌绛。心包是心的外卫，由于营血之邪侵入心包，故心神内乱，出现神昏谵语，深重的可心昏不识人，昏睡不醒；轻浅的仅见夜间心烦不寐，或见睡中谵语。本证以营血之热为基础，故心烦舌绛仍旧是诊断为热入心包之重要依据。因神昏谵语不独营热有之，它如痰迷心窍、湿浊蒙蔽心包等等都有神昏，但都不是热入心包。治法当清心凉血。常用方为清宫汤（"清宫"即"清心包"之意）。方用犀角清心凉血，玄参心、莲子心、麦冬养阴生津，清心降火；连翘心、竹叶卷心清卫气而透营热。在这里用的"心"药较多，取以心入心之意。如条件不许可，亦可不全用"心"药。临床治热入心包常加用黄连清泻心火，菖蒲豁痰开窍，对治疗神昏常为有助。昏迷之深重者，可随方加入"三宝"之一，即安宫牛黄丸——主治高热神昏，紫雪丹——主治神昏而兼有抽搐，至宝丹——主治热不甚高而神昏特甚。

（3）营卫合邪。

主症：恶风发热，而见舌绛心烦，夜热甚，或见营热发疹，疹色红润。本证是卫分的症状未罢，而邪已入营，见有舌绛心烦、夜热谵语等症。或见红疹出于皮肤，皮疹属卫，而红疹则由营热而发，故红色皮疹一般都归入营卫合邪。治疗就应两清营卫。常用方是银翘散去荆芥、豆豉，加生地、丹皮、玄参、大青叶等。银翘散是治卫分之热的，由于本病的一部分热已入营，伤阴入血，故须去荆芥、豆豉之辛散药物，而加凉血生津解毒之品。

（4）气热发斑。

主症：高热大汗，口渴发斑、色红润。斑之红者，常为营热，发红斑而见全身高热、口渴、大汗，是气热而兼营热。治宜气营两清，常用方是化斑汤。本方由白虎汤加犀角（可用水牛角30g代）、玄参而成。白虎汤清气分之肌肤热，玄参、犀角清心凉血，通过凉血以消斑。

4. 血分

血分是温热进入血分的深重阶段，病位主要在肝、肾。伤于肝的常见有两种类型：一是出血，由热迫血妄行、肝不藏血引起；二是动风，由于津伤及血，血不养筋，筋膜弦急而产生抽搐强直。伤于肾的也有两种类型：一是亡阴失水，即由于温热耗津及血，变为全身枯瘦、失水昏迷等等；二是夜热不眠，阴虚则暮热，肾虚心火不降则失眠。

热入血分的来路有二，一是由气分传来，即病气热而直入于血，不经营分阶段；二是由营分传来，即先见营分的血热或神昏，而后转入血分。下分述之。

（1）血热妄行。

主症：出血（包括吐、衄、发斑色紫黑，便血、尿血和非时经血等），血色深红或紫黑，发热夜重，心烦少睡，或神昏，手足心烫，舌绛脉数。

治宜凉血去瘀，常用方是犀角地黄汤。方用犀角清心凉血，生地、赤芍、丹皮凉血去瘀以止血。加减法：咳血加白茅根、藕节，呕吐加黄连、竹叶，便血加地榆、槐角，衄血加栀子、藕节，非时经血加栀子、泽兰，发斑加大青叶、玄参，便闭加大黄，胸胁胀痛、发黄者加柴胡、黄芩。如服药不便，可用四生丸或鲜小蓟捣烂饮之。如见气热甚而又出血发斑紫黑者，治宜两清气血，用清瘟败毒饮。方用犀角地黄汤凉血去瘀止血；黄连解毒汤和白虎汤清泄气热（加连翘，去黄柏、粳米）。这是一张凉血清气的方子，常用于瘟疫发斑，病起急剧者，便闭可加大黄，呕吐加玉枢丹一粒。

（2）肝热动风。

热动肝风主要由于发热而抽搐动风，大致可有以下两种情况：

第一种情况是肝热动风。主症：头痛眩晕、目赤、心烦、发热口渴、阵阵抽搐、舌质红绛、脉弦数。治宜清肝息风，常用方是羚角钩藤汤。方用羚羊角（1g，可用山羊角30g代）、钩藤清肝息风而治抽搐，桑叶、菊花散风热，清头目，生地、赤芍养阴凉血，取治风先治血之意，芦根清热生津，以保津液。加减法：热甚加石膏30g，便秘加大黄9g。由于本证的动风抽搐是在肝热的基础上产生的，故息风首在清肝，肝热消退，则津血不伤，筋膜得养，则挛急抽搐自退。

第二种情况是气热动风。主症：高热汗出，脉实有力，抽搐动风，口渴苔黄。本病有肝热、自汗、脉实、口渴苔黄而无舌质红绛，这说明病热在气而非营血之热，但抽搐动风则是筋膜挛急，是肝的症状而非血热的症状，重点在气不在血。治法宜清热定风，方剂是白虎加羚角钩藤汤。白虎汤清气分之热，加羚羊角、钩藤清肝定风。如大便闭结不通，则改调胃承气加羚羊角、钩藤。

（3）亡阴失水。

主症：肢体干瘦，唇干舌缩，齿鼻结垢，目陷视物不清，昏沉嗜睡，两颧红赤，肢端逆冷，手指蠕动，脉微细。亡阴失水，常常是伤津伤血的继续。首先伤津液，此时局限在肺与胃肠，继则伤血，成全身性的血热血虚，津血伤害到严重程度，即出现全身失水症状，中医又叫亡阴。肢体干瘦、唇舌干缩、齿鼻结垢、目陷等均为全身失水见症。视物不明、手指蠕动是肝血损伤到严重程度，影响到它的开窍，及其所管之筋膜。昏沉嗜睡，是失水的昏迷，一般不是乱说乱动，而是昏睡，重者昏睡如死。两颧红赤，肢端逆冷，脉微细，是阴虚及火浮于上出现的症状。治当滋阴潜阳，常用方是三甲复脉汤（加减复脉汤）。方用生地、麦冬、白芍、麻仁、阿胶，养阴生津而治全身脱水，龟板、鳖甲、牡蛎（三甲）补阴而又能潜阳，使浮在上部的火热下行。本方加五味子、鸡子黄名大定风珠，治阴虚发生的抽风。

（4）夜热不眠。

主症：夜热早凉，烦躁不眠，舌质略红，少苔，脉细略数。夜热早凉为阴虚，烦躁不眠是阴虚火旺，扰乱心神、舌红脉数为阴虚血热见症。治法当养阴清热，方用青蒿鳖甲汤。青蒿清透阴热，知母清除邪热，鳖甲滋阴补虚，生地、丹皮养阴凉血。本方治热多寒少的夜疟，效果甚好。如病无夜热而但烦躁不眠者，则改用滋阴泻火法如黄连阿胶汤。方用黄连、黄芩清泄火热，白芍、阿胶养阴补血，鸡子黄养心血、安心神，还有交通心肾的作用。

（二）三焦证治

三焦是湿热病用以分证的方法。湿热病以湿为主，它本身就是阴邪，不能伤阴。也就不能使热入于营血。因此在湿热中就没有营血证。同时，湿热是湿与热并，混淆不清，因而寒和热也就模糊不清，根本不存在但热不寒的气分见症，其热又是里证、脏腑的证较多，根本不是表热，因而也不是卫分。为此，卫气营血的分证方法，对它来说，基本上都对不上。吴鞠通在《温病条辨》看出了这个问题，但他口气太大，把外感热病大量的气血相传一口吞没，用三焦来概括气血，这也是行不通的。我现在做了一点工作把它分开了，但这个工作做得还是比较粗糙的。

三焦是根据湿热伤人以后在发展变化中的上下相传的特点，结合它所伤害的脏腑部位来划分的，它同时又是湿热病的初、中、末三个阶段。上焦是湿热病的初起阶段，它的症状重点也在肺与皮毛，在表为主。肺是上焦，但由于脾胃及其所合的肌肉与湿有一定的杂合性，也就是"脾恶湿""脾主运化水湿"等等，因而湿热伤人以后，在初期就可以见到一些肌湿与脾胃之湿的症状，如全身困重、消化功能减退等等，但病在上焦，仍以肺与皮毛的表证为主，如恶风寒、身重痛等（咳嗽或有或无）。中焦是湿热病的中期阶段，它的症状重点在脾和胃，以伤脾胃的运化功能，即水谷不化和水湿不化等等。这时由于湿郁较久，热象有增，即可见到明显的湿热模糊和下午热甚，不再以恶寒为主。由于湿邪比较呆滞，"着而不移"，因此，湿入中焦，并不是上焦的症状如恶寒、身重痛等全部解除，而是上焦症状有所减轻，突出地以中焦脾胃运化功能方面的症状为主，肌湿身困也更为明显。由于病邪和体质之间的"从化"作用，湿热病入中焦可以有三方面的转归：一是湿热化燥，即湿热随着人体体质的阳盛阴虚而化为温热，中间可以经由一段温热夹湿的痰热过程，而后即入营入血，化燥伤阴。二是湿从寒化而成寒湿，这已脱离外感热病范畴。三是湿热不经"从化"而传入下焦，构成湿热伤人的最后阶段，伤害到大肠与膀胱而为下焦湿热。下分述之。

1. 上焦湿热

上焦湿热是湿热伤人的初起阶段：热象不甚明显，重点只在于湿。还有的可见但寒不热的寒湿见症，一般要数日后才显热象，渐入中焦。主症：寒重热轻，一身重痛，头蒙沉胀而痛，神志呆滞，嗜睡少言笑（阴主静），苔白脉濡，并可见有肠鸣溏泻不思饮食等脾胃症状。治宜温化湿邪，方用藿香正气散。藿香、苍术、白芷芳化散湿；苏叶、生姜散风寒以祛湿；桔梗开肺气以散湿于皮毛；厚朴、大腹皮行气燥湿，以行脾胃之湿。

如见胸满闷胀明显、不饥不纳，则为内湿较重，须加重行气利水以除痰湿，用藿朴夏苓汤。方用藿香、豆豉、杏仁散湿于表；厚朴、半夏、薏苡仁燥湿于里，猪苓、赤苓、薏苡仁、泽泻利湿热使从小便出。

2. 中焦湿热

主症：寒热模糊，午后热甚，胸脘闷胀不饥，腹泻便溏，小便短少，面色淡黄，苔腻脉濡，胫冷，或有咳痰，神昏及身出白痦。中焦湿热主要是由上焦传来，热象一般比上焦明显，特别是午后身热。但仍是湿热与寒湿混在一起，模糊不清。由于湿热重点伤害脾胃，故脾的运化水湿和运化水谷功能特别差，整天不想吃饭，并觉胸脘堵满，肠鸣，大便溏泻，小便短少而黄，面目淡黄。由于湿热渐高，汗流不畅，身上可出现白色痦疹，名叫"白痦"。或因湿热郁蒸、心窍受蒙而出现神志昏糊，还有的可化为痰热向化燥过渡。

治法宜清化湿热，方剂以甘露消毒饮为主。方用黄芩、连翘清热燥湿；青蒿、佩兰清宣湿热；豆卷、茵陈宣利湿热，退黄疸；蔻仁行气化湿以开胃；菖蒲开心窍以清神志；滑石、通草清利湿热。胸闷常加厚朴；热甚才用黄芩、连翘；尿黄而短者用滑石、通草。

病入中焦，常有几种偏重的见症：

有的偏于湿痰蒙蔽心包，而见神志昏糊，答非所问（注意全身的湿热症状，无营血见症）。治宜清热利湿，化痰开窍。常用方如菖蒲郁金汤。方用菖蒲、竹沥豁痰开窍，郁金、丹参活血安神，栀子、连翘、竹叶清透邪热，姜汁、玉枢丹辟秽止呕，滑石清利湿热。

有的偏于湿热郁发白痦，身痛。治宜清透湿热、利湿。常用方如薏苡竹叶散。方用竹叶、连翘清透邪热，蔻仁行气散湿，薏苡仁、茯苓、滑石、通草清利湿热。因白痦本身为热蒸湿郁而成，故治疗亦唯有清宣利湿、祛除湿热为主。湿热去则白痦自去。如见患者皮肤干黑，白痦干枯不泽，是为津气已伤，宜去蔻仁之香燥，加沙参、石斛、芦根以生津补气。若兼有红紫小点，是为兼夹营热，宜去蔻仁，加赤芍、丹皮以清营凉血。

有的兼见咳嗽痰多，即宜以清化痰湿为主。常用方如三仁汤。方用杏仁宣肺以除咳嗽；厚朴、半夏、蔻仁行气燥湿，以除生痰之源；薏苡仁、竹叶、滑石、通草清热利小便。

湿热病中见咳嗽痰多，多在中焦湿热已甚阶段，在上焦反少有咳嗽，纵有痰亦很少，因湿热未盛，痰未化生也。故本病虽以咳嗽为主，但痰乃中焦脾所生，治属中焦。

有的寒热阵作，烦闷欲吐，口渴欲引水，苔黄厚，脉濡数，则为湿热生痰，有化温之势。治宜清化痰热为主，常用方如连朴饮。方用豆豉、栀子清透烦热，黄连、黄芩清泄邪热，半夏、菖蒲化痰开窍，厚朴行气化湿，滑石、芦根清利湿热。

3. 下焦湿热

下焦湿热是由中焦传来，其病位重点在于大肠与膀胱。湿滞大肠，可见到大便由黏滞而不通；湿滞膀胱，则为小便由不利而不通。

湿滞膀胱的主症是小便不通，头胀昏沉，脘腹痞闷，苔灰白黄腻，便黏滞，脉濡。膀胱职司贮尿，故湿滞膀胱最主要的见症便是小便不通。由于小便不通，则水湿不下流，故头胀昏沉、脘腹痞满等症更甚，故治疗首重利小便。治宜淡渗利湿，常用方如茯苓皮汤。茯苓皮、猪苓、薏苡仁、大腹皮、通草、竹叶等都是一派清利小便之药，也都是淡味的药，小便通，湿有去路，则诸症自退。

湿滞大肠的主症是少腹结满，大便不通，头胀脘闷，舌苔灰腻，脉濡。大便不通主要由于湿滞而非燥结，全身症状仍以湿热出现，治疗仍以治湿为主。治法：导浊行滞。方剂：宣清导浊汤。方中猪苓、赤苓、寒水石清利湿热，蚕沙清化湿浊，皂角子导肠滞行粪便。

（三）温热夹湿证治

温热夹湿在外感热病中是一个特殊的现象，因为它既有寒湿的阴邪，又有温热的阳邪，病邪本身就存在着矛盾。由于患者体质对病邪要起到一定的"从化"作用，因此，病邪间的矛盾不会存在过久，随着体质而发生变化，或从阳化热，或从阴化寒。化热则为温热，化寒则为寒湿，也有一部分化为湿热。在"从化"问题没有解决前，病中存在着燥、湿、寒、热相互拮抗和斗争的情况叫温热夹湿。温热夹湿既不同于温热，又不同于湿热，卫、气、营、血和三焦分证方法对它都不适合，前人也没有给我们留下来系统的分证方法。古人说："暑必夹湿"或"暑为阴邪"，这都是错误的，它颠倒了病邪的阴阳属性，明明暑是阳邪，是以伤阴为主，是以心烦口渴为主症的。为此，我们就根据它的这种燥、湿、寒、热矛盾和斗争的特点，通过临床常见病型来进行辨治。

1. 寒湿闭暑

常见于盛夏季节，故称"暑病"，是表有寒湿困闭，而里郁暑热的病证。主症：恶寒，身重痛，胸脘胀闷，发热呕吐，心烦口渴，舌质红、苔黄腻，脉数。恶寒、身重痛是寒湿困表；心烦、口渴、舌质红、脉数是里有温热的征象；胸脘胀闷、发热呕吐、苔黄腻是热蒸湿郁的见症。治法是清热散湿，常用方如黄连香薷饮。方中黄连清里热，以治温热；香薷发散表湿；扁豆、厚朴利湿燥湿。呕吐甚者加玉枢丹一粒化冲。

2. 暑湿吐泻

主症：寒热往来，或以恶寒为主，身重痛，胃脘堵闷，吐泻腹痛，心烦口渴，喜凉饮，肢冷，脉微细，舌质红、苔腻。身重痛、恶寒、肢冷、脉微细都是寒湿的征象；发热、口渴、心烦、舌质红、苔黄、脉数是温热的见症；胸脘痞闷、吐泻等为湿郁热蒸产生的现象。本病既有温热，又有湿，故治宜暑湿同治，清暑利湿。常用方五苓散加味。方中猪苓、茯苓、泽泻、白术利湿健脾，桂枝温化水湿，降逆止呕，加藿香化湿止呕，黄连清降暑热，健胃止呕。

3. 暑湿瘟疫

是开始以暑湿出现的瘟疫，即以温热夹湿出现的烈性传染病。主症：憎寒壮热或寒热往来，躁烦头痛，胸闷呕吐，身重痛，舌质红、苔黄腻，或见积粉苔、深紫舌。烈性传染病的变化较多而且快，能很快变成无寒但热的白虎证、承气证或血热见症。在上述症状中，比较费解的是有时见有积粉苔、深紫舌，代表温热甚，这还能理解，问题是积粉苔，即苔如积粉，根本看不到舌质，白得简直没有其他杂色。一般说，白色主寒，但这个积粉苔又常常是温热蒸动湿浊引起，湿重的苔是灰的，可是这又是白色，不好理解。我在临床见到过多次，大概有两三次是烈性传染病，在大脑炎、流行性脑脊髓膜炎中初起见之，又有一次则是在重症肺痈初起时见到的。患者张口抬肩，呼吸极度困难，胸痛连整个躯干部不能动弹，要睡就须两边有人扶，身强硬犹如树干。第一次我没有看出是肺痈，第二天患者就吐脓血了，最后按治肺痈法用苇茎汤治好了。从临床体会，积粉苔一般有舌面上的损伤，或为燥伤，或为热毒内壅，伤到舌面。积粉苔是舌面损伤而产生的白腐物质，患者多有舌痛感觉，在温热伤阴、亡阴失水后津液来复时见之很多，不过这是在温热病的后期见到的。亡阴失水后见此，则常为津液来复的现象，不是坏事而是好事，常常由此而逐渐恢复起来。对暑湿瘟疫的治法，一般以燥湿清热同时为用。常用方如达原饮，方用槟榔破气以行痰湿；厚朴、草果温燥以化痰湿，知母、黄芩清痰热以治湿热。呕吐甚者加玉枢丹一粒化冲。

4.肌热夹湿

肌热即前在气分温热中讲的胃热见症，主症有"四大"——大热、大汗、大渴、脉洪大等，夹湿是在本病中常有阵阵寒战和胸脘胀闷、身重痛等。治法是解肌燥湿，方剂有苍术白虎汤。即于白虎汤中加生苍术一味，既能燥湿，又能散湿。

5.痰热内扰

痰由湿被热蒸所化，故温热夹湿中常见痰热见症。主症：寒热往来，烦闷欲吐，多汗口渴，尿赤，脉数，舌质红、苔黄腻。本证有初起时见者，多系体内素有痰湿内停，复感暑热，因而很快就痰湿与温热同时并见。至于温热蒸湿化生痰热，则多于湿热化温的过程中见之。治法当清热化痰，方用蒿芩清胆汤。青蒿、黄芩清透湿热兼能燥湿，枳实、陈皮理气除痰湿，半夏、竹茹和胃以治呕吐，滑石、茯苓清利湿热，大青叶清热解毒。原方用碧玉散，内有滑石、甘草、青黛，因无成药，同时青黛一般不能单用入煎（质轻而浮），故改用滑石和大青叶。

6.湿热积滞

主症：大便溏泻，色如黄酱或如苋汁，脘腹胀闷结滞不舒，心烦口渴，潮热神昏，苔黄腻，脉数。这是由于肠道湿热积成肠垢，或大便稠黏，或便带白冻。外感热病中的湿热积滞常见于湿热或温热夹湿的后期，并易发热长期不退或见潮热神昏等症，按之，脐周可见块垒。治法当通肠导滞。方用枳实导滞汤，方中枳实下气除痞胀，大黄荡实去肠垢，芩、连清湿热又能燥湿，苓、术、泽泻健脾利湿。如见后重气滞，肛门坠胀，即加木香、槟榔。

（原连载于《河南中医》1981 年第 2、3、4、5 期）

从"目中不了了"谈到实证可下

我每次读《伤寒论》第 152 条"仿寒六七日，目中不了了、睛不和、无表里症、大便难、身微热者，急下之，宜大承气汤"时，总有很大的疑惑。理由是：①目中不了了，睛不和，无表里症，这类病患以古人的经验和临床实践证明，多数是属于风痰为病。按照一般治疗原则来说，"风证"最适宜于治风、治血，"痰证"要在利窍、豁痰。在这里为什么偏要用峻下？②一般伤寒病治疗法则，表里两实者，宜先解其表，后攻其里。表解而里实者，可下之；表实而里虚者，则先治其里，后攻其表。今既无表证，又无里证可凭，仅见大便难，何以不行导法而竟施以承气急下？③《伤寒论》立法谨严，非此症不用此方，非此方不用此案。一般在脉实、症实，痞满燥实兼全的情况之下，才使用大承气。若痞满兼实而不燥者，只用小承气汤；仅燥实而不痞满者，则以调胃承气治之。为了不使攻下误投，诛伐无过，更立有先与小承气汤验矢气之一法，其法既精且密，为什么在这里实证未著，开始便使用大承气汤？

直到 1954 年秋季，我才从一个病例的治疗过程中，触类旁通，初步得到了解答。

病者蔡萍，是我区地藏乡（现已撤消）人，年三十余，现在北京青年出版社工作。

这次他的病是在北京得的。据说他这次起病的原因，是由于研究一种先进的工作方法用脑过度，引起了失眠和头痛。经过常规治疗，无效，决定将他送回调治，由他爱人将他送到我们的诊所来治疗。

其时他的面孔已经瘦得不像人形，但看起来颜色还是红泼泼的，讲话时前半句高，后半句却低到不易听懂（少气），说不上几句便不知错到哪里去了，眼睛睁得大大的令人害怕，但视线却最远看不到五寸，大便两天须灌肠一次，否则再多天也不会有。据他爱人谈，他头痛失眠，大概在 8 个月以上，大便老是这样闭结，已经 4 个月了，每天都有几次痉挛，最多的一次时间可达 3 小时以上，注射"巴比妥"一支都定不下来。

诊他的脉，两手都弦而有力，速率是每分钟 90 次左右，很不像病了这么长时间的人所应有。舌的本质稍嫌红些，薄薄的苔还和平人差不多，既不干燥，也不黄腻，按他的肚腹，除脐轮附近触到一些块垒以外，其他什么都没有发现，他本人更说不出什么。这时，我的脑海里却不时涌出两种不同的兴奋波在起伏着——是虚？是实？少气、便闭、久病者多虚寒，大实者有羸状？……

最后，经过仔细的分析，才得到结论，把他认定为肝火内实之证。我是这样判断的：脉弦有力、头痛，为肝气太过，肝风内动；便闭、面赤，是风阻火郁；目中不了了、睛不和、无表里症，为《伤寒论》大承气证的症状之一；少气、羸瘦，也是大实有羸状的象征……因此，便采用泻肝火、荡实积、散风、润肠的方法，把古方泻青丸改成了汤剂，剂量大概是这样：龙胆草9g，山栀9g，生大黄9g，当归9g，川芎4.5g，羌活4.5g，防风4.5g。服后，大便通行了，第一次很干，到第二、三次有些稀薄，以后一直便正常了，一两天一次，不溏也不干燥。

经过大便通畅之后，患者症状显著减退，面红消失，默默嗜眠（但易觉醒），眼睛渐渐地能看到东西，也不再张得像以前那样怪大了，痉挛的时间已逐渐短暂，次数亦少，但惊恐语相反地却变多起来，此时，脉搏已趋于沉细，与精神体力成了正比。我根据这种情况，确定他是实邪已去，虚象毕呈，随即引用了乙癸同源的治法，用杞菊地黄丸作汤剂，加些龙齿、决明、磁石、茯神之类，以安其神。三四服后，所有症状，多半消失。以后续予调补，经过了两个月的时间，患者逐渐地恢复了健康。

通过对这一病例的治疗，使我深深地感到中医学的伟大，尤其是经典医学，有许多地方，初看上去好像很难理解，但是在临床上，常常会遇到某些事例使你认识到古人立法的正确性。就拿这一病例来说，要不是《伤寒论》的启发，我就一定不敢在这久病虚人身上投以攻克之剂，假使误投补剂，或用轻剂敷衍塞责的话，那么此病的发展预后，一定是不堪设想的。

（原载《江苏中医》1957年第1期）

使用攻下法的临床体会

攻下法是通过攻下热实，祛除病邪的一种方法。通过临床工作 40 年来的切身体会，深感这种治疗方法，虽有时患者不乐于接受，但用之得当，却往往能收到较为满意的疗效。我体会这一疗法，表而看来，好像是针对消化系统特别是通下大便来用的，其实它的作用却远远不限于攻通肠道的一端，而是通过泻下，可以消除或缓解多种消化道或消化道以外的很多方面的疾病。现举例说明如下。

一、外感热病方面

有很多长期高热的患者，中西诸药罔效，只要有大便不通（包括不畅）的问题，就可以使用攻通大便的方法。一经大便畅通，则其高热常随之而缓解或消退。下面有 3 个例子可以说明。

（1）一关姓女孩，年 11 岁，因突发高热住本市某医院小儿科已十有余日，经西医用抗菌、解热剂多种，仍未退热，有时甚至可达 42℃左右。西医见她长时发热不退，就怀疑为风湿热，查血沉为 100mm/h。益信为风湿引起。使用大量阿司匹林退热，又二三日，汗出甚多，但发热仍然不解。于是邀我去医院诊视。根据其主诉，热型为寒热往来状态，并见舌苔中已黄燥，边有白腻苔，乃确定其热为少阳里热引起。询知病孩大便自入院以后，十余天一直未解，按其脐周似有条状物应指，但病孩家属则一再声称该孩已多天不进食物，仅吃了一些水果之类，似乎否定有燥粪之存在。根据病情，我断然投用了大柴胡去枳、芍、姜、枣，加石膏 30g、山豆根 24g、鱼腥草 24g 等药之方。结果腑行得畅，身热随之而解，二三日后，再检查血沉，亦已恢复正常，随即病愈出院。

（2）一田姓男患者，年 18 岁。突发高热住某县人民医院，八九天来，有时发热在 42℃左右。西医用退热药、消炎抗菌药几乎用遍。但高热始终不退。余首次诊视患者时，根据医院大夫报告病情，其主要症状除发热甚高以外，仅有大便频数，每天五六、七八次不等，且有灼肛症状，全身出现皮疹，乃诊为肠热下利，投用葛根芩连汤，冀图通过解肌清肠而解。可是服药以后，患者发热不唯不解，反增心烦口渴。在第二次复诊时，又仔细询问了患者大便情况，得知患者虽泻下多次，但便中有大量肠垢，黏滞不爽，且便后有明显不尽之感，知为肠道积垢所致，当取通因通用之法，表里两解，选用了凉膈散的加减法，用大黄（后下）

9g, 芒硝（分冲）12g, 黄芩9g, 栀子9g, 薄荷3g, 竹叶9g。结果, 药后, 大便畅通, 身热遂解, 吃了两剂药就痊愈出院。

（3）一徐姓男患者, 年22岁。病湿温20余日, 自觉腹胀, 虽频频如厕但胀满不解。体温上午已基本正常, 但至晡则热甚, 伴有谵语。屡投利湿清热之品无效。经检视其便出物为暗淡微红之黏液, 中夹粪便甚少, 且便时有不畅感。腹诊时于患者脐周触及块状物若干, 乃诊为湿热积滞引起燥屎内停, 治用枳实导滞汤加减, 用枳实9g, 大黄9g, 黄芩9g, 黄连6g, 苍术9g, 茯苓9g, 泽泻15g, 槟榔12g, 木香6g。药后下稀水及干粪球十余枚, 腹胀似有减轻, 但过后仍复如故。次日又复用前方, 仍下干粪球十余枚, 再次服药, 再下粪球, 如此者13天。直至最后便已成条。既不见稀水亦无球状燥粪, 乃停药观察, 自此即热退神清, 食欲大增, 旋即恢复健康。

二、脑系及精神方面

对一些脑系及精神方面的病变, 只要大便不是正常通利, 应该首先使用攻下法。一经大便通调, 则诸般症状, 很多可以自行缓解。下面有六个例子可以说明。

（1）一徐姓患者, 年63岁。中风, 昏不识人, 已经平月, 呼吸气粗, 痰如曳锯, 撬视舌苔黄厚而燥, 脉实有力。据其家属云, 患者大便干燥, 已历数年, 发病前除头昏外, 主要症状就是大便难解。余根据其病史及临床症状, 乃确认为中风实闭之证, 投用三化汤。用大黄（后下）15g, 枳实9g, 厚朴9g, 羌活9g。药后, 腹中雷鸣, 旋即得便, 下大量焦黑粪便, 患者遂苏。后遗半身瘫痪, 经调治后, 自能起床活动。

（2）本院一张姓患者, 男, 年六十余, 素病中风偏废, 自能行动, 忽然昏睡不省人事。余诊视时。见舌干少苔, 脉沉实有力。乃问其大便情况, 家属答为经常干燥。据此, 即诊为中风实闭之证, 亦投三化汤攻之, 药入, 大便得下, 神志即恢复, 续以补阳还五汤治其偏废, 但停泻药后大便又不畅通, 为此, 余嘱其以两方交替用之, 逐日轮换, 数月以来, 经过良好。

（3）一张姓男患者, 年近六旬, 平素身体健实, 忽然中风半身瘫痪, 屡经针灸及服用中药治疗, 得效殊少。余珍视患者, 觉其脉弦劲逾恒, 乃问及大便情况, 患者自诉在中风之前数年, 大便即甚艰难, 最初饮蜂蜜水自能解下, 以后蜂蜜无效, 改清宁丸（大黄制成）始能大便。余即诊为中风实闭之证, 投以大剂三化汤, 用生军（后下）15g, 枳实9g, 厚朴9g, 羌活9g。药后, 患者自谓大便空前爽快, 脘腹有不同寻常的宽快感, 随之, 患侧废肢, 活动增强, 离拐亦能行走散步。患者自谓得此奇方, 宜求速效, 乃擅自购回前方二剂, 合并煎熬，一次服用。药后大泻数次，患者自觉胸满气逆，汗出肤凉，呼吸困难，作张口抬肩之状。急求余诊，知为用攻太过，乃投桂枝汤加牡蛎以救其逆。药入气平汗止，续以补阳还五汤治其偏瘫，配合针灸，最后已自能行动，但行姿歪斜不正而已。

（4）一蔡姓男患者，36岁。素有失眠多梦头疼之症，服中药趋于缓解。调京工作后，因案牍多劳，遂致内风暗动，便结不解。阵发头疼如劈，连日通宵失眠，用西药苯巴比妥、盐酸哌替啶等，日久亦无效用。乃由其家属护送返里治疗。至则形销骨立，但面红胜常，语言不续，两眼圆睁，但视线所至，不及五寸。时则呓语呢喃，或者答非所问。两腿蜷不能伸，已两月不能站地矣。舌红，前部无苔，根部可见老黄色苔痕，脉沉实有力，询其大便情况，则已数月未能正常自下。医院用灌肠法，有时能下一段燥粪。据此，余即诊为肝火内实，投用通肠泄肝之泻青丸加味，处方：龙胆草9g，栀子9g，大黄1g，羌活9g，防风9g，川芎6g，当归15g，全蝎6g，僵蚕9g，钩藤30g，菊花9g。药入便行，诸症即缓解。续用杞菊地黄丸作汤收功。约一月余，余有南京之行。患者知之，独行数里前来送行，不但肌肤丰盛，动作轻健，且眠食均佳，神志慧爽。不久即返京全日上班。

（5）一孟姓男患者。年二十余，本院学生，患神志昏乱，时或侵人。同学七八人守护，动遭其打。余第一次诊视时，患者根本不接受。询知数日来未见患者大便，且知其有失眠史，乃按顽痰怪证，痰火内结论治，用礞石滚痰丸治之。初用半包（9g），便未行，第二次增至一包（18g），又未见有大便，神志昏昧，烦躁不眠，一如既往，因患者年轻体壮，虑有病重药轻之弊，乃增用礞石滚痰丸至一包半（27g），数小时后得便，患者随即神倦思眠，诸症渐减，后遗失眠多梦，经调治而瘥。休学一年，次年复学，顺利毕业，未再发病。

（6）一张姓女患者，年近五旬，膝下无子女，冥思苦索，遂得神志昏乱之证。睡中多梦，沉默寡言，时而啜泣，脉细如丝，重按则无，舌苔亦甚少，体躯羸瘦，大便日久不通，食欲亦甚不振，似乎虚实相兼，甚难措手，且检视住院医前用之方，概从虚治，以补为主。余思郁结之证，本属气结成实之类，气火蒸痰，乃发怪证，故乃舍脉从证，投用加味温胆汤：柴胡9g，黄芩9g，半夏9g，青皮9g，枳实9g，竹茹9g，龙胆草9g，栀子9g，珍珠母30g，龙齿30g，夜交藤30g，并送服礞石滚痰丸每日半袋（9g）。药入大便畅行，神志遂清，不数日痊愈出院。

三、消化系统方面

在消化系统方而，应特别注意大便通调的问题。患者有食欲不振时，首先要问其大便的通畅情况如何？有的大便一通，食欲随即恢复。大便不通畅的，不论其为何种疾病，均应先考虑攻通大便，后及其余。现举几个病例如下。

1. 胆道疾病

用大柴胡汤治疗胆道疾病，已为众所熟知，目前我治胆道病，也基本上是以大柴胡汤为主的。诸凡胆囊炎、胆结石、胆道感染等等，均以大柴胡汤加郁金等药物来进行治疗。

（1）一唐姓妇女，年六十余，患胆结石住某县医院准备手术治疗。因患者患有风心病、心衰，较严重，故西医认为不符合手术条件。住院保守治疗。由于结石引起剧痛，西药无法解除，故请中医紧急会诊。余认为诊断已明，乃不顾其羸弱多病之躯，投用大柴胡加大剂金钱草60g，并配合广郁金9g，川楝子12g等同用。嘱护理人员缜密观察，以防攻后出现厥脱之变。结果，药后患者彻夜泻下十有余次，不唯未发生虚脱，且胁痛顿减，精神转增，食欲改善。患者自谓病已轻减，唯以大便中未发现胆石为虑。在一次倒便盂时发现有碎石声，用水冲后能见到沙粒状碎粒，即以告经治大夫，大夫力谓非胆石，患者不信，又送大便至唐山市某医学院附院化验，最后证明是胆石，遂继服中药，不数日患者自觉症状消失，经透视胆石已不存在，乃欣然出院。

（2）同时住在某县外科等待手术的急性胆囊炎患者4位，都有明显的阻塞性黄疸见症。病房请余会诊，我根据病情抓住他们之间的共性问题，即都有胆道不利，大便不畅通的主症，于是就采用了大柴胡汤为主的方法，加金钱草60g，广郁金9g和茵陈30g等，结果，其中的3位，都在3~4剂药后就症状全部消失而出院，另一患者，因有胃下垂史。胆病缓解后又出现胸膜刺激症状，改用了千金苇茎汤加味而治愈。总共吃了12剂药。这说明大柴胡汤的加减法对胆道病是相当有效的。

（3）一张姓女患者，年42岁。患胆囊炎年久不愈，犯时胆区突起如鹅卵大小，右胁痛甚，几次出现黄疸。服西药治疗，每次有10多天胆区肿痛不能下炕劳动。这次犯病，正好我在某县带领实习，根据其病情亦投用了大柴胡汤的加减法给以治疗。服后，大泻多次，肿大的胆囊当即消退，胁痛亦相应减退，眠食均告正常。后据云每次犯病时即以原方煎服两剂，症情很快缓解，基本上再没有出现黄疸，更没有卧床不起的情况发生。今已4年，经过良好。

2. 胃酸过多引起的胃痛

胃酸过多引起的胃痛再出现大便不畅的，就需要攻通大便，才能制酸去痛。我最常用的也是大柴胡汤加减。

一徐姓患者，男，系前我院政工干部，平素身体甚差，瘦削特甚，进食甚少，且又胃痛有溃疡史。其人已失去治愈信心，因听到患者及同学反映，我治胃酸过多胃痛疗效较好，就要求试服中药，我根据其大便干燥，投用大柴胡汤加瓦楞子以健胃抑酸，服药后大便畅通，胃痛遂减，且食欲增加，患者喜出望外，又连续服用一个阶段。据云：自服药后，诸症减轻，并认为曾服中药甚久，而最有效者，首推此方。

3. 肠梗阻病

肠梗阻在西医认为是禁下的，但在我看来，只要不是嵌顿、套叠引起，就不仅应该攻下，并且应要急下。附例说明：

郑姓女患者，年三十余，产后不久，出现肠梗阻，腹胀痛拒按，大便不通已近一周。舌苔黄厚，脉实有力。我当即根据其痞满不便等情，投用了大承气汤加味急下。用大黄（后下）15g，芒硝（分冲）12g，枳实10g，厚朴10g，广木香6g，槟榔15g，炒莱菔子15g。药入，腹中雷鸣，寻即气行得便，腹部顿觉宽松。但停药以后，又见诸症萌起，再令作服，前后服大承气汤加莱菔子、木香、槟榔等十余剂，以后大便能自行，腹部胀痛遂不复作，逾两年后路遇，自谓经治愈后，即未复发。

4. 寒实结胸

结胸证是从胸至腹硬满而痛，手不可近。寒实结胸者是主症同于大结胸证，但其表现，为寒实而非热实。实者主在大便不通，寒者所表现为寒象，如苔白肢冷、脉细等。患者鞠姓，女，素有胃痛之症，突患便结不解，胃痛拒按，不能动弹，呼号声嘶，按脉沉细甚，肢凉过膝肘，苔白而干。余诊为寒实结胸，投用三物白散。巴豆霜2.4g，桔梗9g，贝母9g。服毕腹鸣便下，痛即缓解，以后胃寒痛仍有发作，但已不结胸矣。

四、悬饮内痛

悬饮内痛基本上是胸腔积水引起的胸膜刺激症状。单纯的胸膜刺激症状可用肃肺通瘀之法治疗，而大量胸水则必须通过攻水来治疗。攻水不等于利水、化水、行水。后三者可以从尿道从汗来排出水分。攻水是通过攻通大便来排水的，常须用一些带有毒性的药。这类药一般都有刺激胃脘的副作用，用之不得法，就引起强烈呕吐，使药随即吐出，起不到应有的作用。故而在药的制剂赋形和服法上就要加意讲究。古人用十枣汤，就是用枣汤调服药末，这样好些，但有时仍能引起呕吐，后来改用十枣丸，就是用枣肉和药打成丸子，比枣汤送服又有进步。

近十余年来，随着制剂的发展，我改用胶囊装药末，仍用枣汤送下，基本上可以不发生呕吐。下面介绍几个病例。

（1）一宋姓男患者，年四十许，患胸腔积水，经过多次引流放水，但时放时生，患者全身虚胖，行动气喘，自谓右胸连胁，痛胀不舒，不能深呼吸及右侧睡卧，大便时干，余接诊后即援用治胸水习用方以十枣汤攻水法治之，当时未考虑用空心丸装药末之法，乃以大枣煨烂后去皮核将药末包入，每天服药1次，两味药末等量，总量不超过3g，先服1周药，据患者反映，每次药后两小时，即开始腹泻腹痛，初带粪便，后段即纯下稀水，每次药后均能拉出约一痰盂半的稀水，便后胀痛见轻，余嘱令继服，又1周，下水仍如前，胸胁胀痛已不明显。再令服至16天时，泻下物已为粪便。不见稀水，乃令停药观察，症状消失，恢复上班工作。

（2）一汪姓妇女，年三十余，已妊娠，患胸胁满痛，呼吸迫促，身强直如树干，转侧起坐均极痛苦。余明知其为悬饮内痛，但不敢放手用攻水之法。患者痛苦日甚。引起胎儿早产，继又央余诊治，余乃力排产后多虚之论，投以十枣丸（枣肉裹药投之，用量如前），得大泻稀水，胀痛随减，不数日即恢复健康。

（3）一杨姓男患者，年28岁。因结核性胸膜炎、胸水住某县医院抽水治疗，每周抽一次水约1500ml，数月不愈。医院内科请余会诊，因胸水症状已甚明显，乃径投十枣丸（胶囊装，量同前，枣汤送服）治之，服药两周，泻水已尽，症状亦除，即回家休养。3年后余二次去该医院，询知该患者自治愈后，身体一直甚好，能整天上班工作。憾不久因前病肺癌死去。

［结束语］

上面介绍了从几个方面用攻下药的一些体会，并不全面，而总的来说，不论何种疾病，见有大便干燥，即可考虑用下。

我的体会：凡邪气致病（实证，邪气甚则实），欲祛其邪，必须充分考虑其出路问题，汗、吐、下、利尿等都是出路。在这里面还有个"因势利导"问题，出路给错了，也不能愈病。《伤寒论》的误汗、误下，就是不应该用而用了出的毛病，不可不诫。

（原载《北京中医学院学报》1981年第1期）

汗法的临床运用与体会

汗法，几乎尽人皆知其为：利用食物、药物或其他的方法，令人作汗，使病邪从汗而解散，以愈病或收取其他方面的作用。在这里，我仅就以药物治疗疾病的一个侧面，谈谈自己的一些体会与看法。

（一）远古人论汗的局限性

从古老的方书看，汗法一般是用来驱散表邪，即由皮毛、汗孔（一称腠理）而侵入人体的病邪，再使它从汗出而得到解散，从而治愈疾病。这一治法，在远古备受重视。因为古代人有较长一段时期，把知识局限在疾病的缘起，特别是内科疾病的起因，多数是由外邪入侵皮毛，然后深入到经络、脏腑，这在《金匮要略》论"病因"即《伤寒论》言"六经传变"，都突出地强调这个问题。故汗法乃是"御敌于国门之外"的法则，是首要的，一般在开宗明义的第一章节，便讲发汗祛邪，也就是"汗法"。最早讲的发汗，一般还是以辛温发汗为主，这大概是从初民开始，就认识到身热而后使汗出，故乃取辛温之药，以助热取汗。这在现存最古老的方书里，可以看出，当时的汗法，是以麻、桂、姜、辛等温热之性的药物为主的，虽有时也用一些寒凉药如石膏，但它用作发汗，是离不开温热药的（大青龙汤、小青龙加石膏汤都是其例）。

（二）汗法在发展中前进

随着人们对事物的认识提高，汗法也相应地得到不断发展。首先在药物上已发掘到仅靠原来的麻、桂、姜、辛等少数几味辛温汗药，已远远地不能满足日益精细的观察病情需要，于是又发现了荆芥、防风、苏叶、白芷等药，均能增热取汗，且各有其不同于麻、桂、姜、辛的专司，不但如此，还发现了一大批不增热而能取汗的药物如：薄荷、桑叶、菊花、浮萍、香薷等等，它们既能发汗，还有清热的作用，这就为发汗药物，找到一条新的路——辛凉发汗药，一改过去专恃辛温的发汗方法。

（三）表里两解法的产生

在漫长的岁月里，人们对"先表后里"的治法，非常推崇，遇有"表证"恶寒发热无汗和"里证"大便燥结不通同时出现时，其首要信条是："表证不解，勿攻其里"，如果不遵守这一教义，就会出现"结胸""痞气"以及其他的"坏病"。可是，"先表后里"，有时增热助燃也行不通，故而一条新兴的治法，表里两解，也就是既发汗又同时通大便的方法产生了，其中著名的方剂是"双解散"和"防风通圣散"，在这类方剂中，它既使用了发汗的麻黄和薄荷等药，又同时用大黄和芒硝，以攻通大便，这就给了表里并存的病邪同时以出路，两步走并成了一步，大大有利于治疗。就实际而论，"先表后里"的治疗原则是不存在的，在临床常见肠实不便的患者，不攻除其燥粪，则发热与恶寒，无论如何退不下去，现代西医常常吃这个亏，我们的古人，在这问题上面吃苦头，更不值得奇怪！

（四）发汗能同时扶正

"邪"和"正"是中医言病理的一对主要矛盾，在远古时的医籍里，是很少以发汗祛邪与补养正气同时在一张汤方里使用的。可是后来则不然，外感内伤可以同时并治。例如：阳虚外感，有用"再造散"的方剂（参、芪、桂、附与发汗药同用）；阴虚外感，有用"葳蕤汤"的方剂（葳蕤即玉竹，系养阴生津药，与发汗的药物同用）；又如麻黄人参芍药汤、参苏饮、活人败毒散等等，它们都以发汗散邪的药物与补气养正的药同用，并未见补药的留邪之弊，相反，用之得当，却有助正抗邪之功，使驱邪养正，相得益彰，这又是汗法上的一个发展。

（五）清热解毒与发汗散邪

清热解毒这一治法虽曾早见于其他方书之中，但以清热剂作为发汗药用，却首推明清之际温热学派创始人之一的吴又可氏，吴氏力破历来医家认为病邪从皮毛传入人体，由表而里的单一传变方式，首倡"戾气"是从口鼻传入人体，可以是由里出表的新传变途径，并在《瘟疫论》使用白虎汤的条下，指出白虎汤的"解肌"作用，即是发汗功能，一改过去使用白虎汤（主要石膏）必须具备：大汗、大热、大渴、脉洪大等"四大"条件，至其后起的温病学派叶天士、吴鞠通等相继作述，对清热解毒药与辛散剂的相与配伍为用，则更为默契，其中的代表方剂则为"银翘散"。银翘散中既用了薄荷、荆芥穗、豆豉等以发汗散邪，同时又用了银花、连翘、竹叶、芦根等以清热与解毒，这就给后起治风热在表、有汗或无汗以重大的启迪。时至今日，恶寒与发热，已被证明为难以分割的外感热病体征：有时恶寒愈甚则体温愈见其高，体温愈高则愈须得汗退热。在外感热病初起，特别是"上感"鼻塞、咽痛、发热等症状明显时，不用清热解毒是不行的！徒恃麻、桂、青龙等以辛温为主的发汗，则更是弊多利少。因温性药物，能助长火热，增加上呼吸道的"炎症"，纵然是无汗而患者自觉其恶寒重于发热，也不宜贸然侈投辛温为主的方剂（无发热及"上感"症状之杂病例外），这是教训与经验告诉我的一条规律，行医 50 年来，我有无数见闻与实践！

目前治疗"上感"的恶寒与发热，我基本上是守桑菊饮和银翘散的合方，重在宣解与清热解毒。宣解重在桑叶与菊花，清热解毒则变银花、连翘为山豆根、鱼腥草，因后者的作用比前者为优。无汗燔灼则加薄荷、荆芥、豆豉甚至苏叶，热甚必须加用石膏及黄芩（有汗或无汗均可用之）；若大便二日以上不解，则必须加用大黄（从无表邪内陷之弊）；有咽痛、咳嗽，才选入桔梗、生草、枇杷叶、杏仁、芦根。此方疗效似较满意。一得之愚，仅以公诸同好。

（原载《中医杂志》1990 年第 3 期）

从疏肝散结法的运用看中医的经络学说

我国古医籍中非常重视经络学说。在《黄帝内经》《难经》中有大量篇章予以论述，特别是《灵枢》中论述更多。但由于历史久远，后世对经络学说逐渐地重视不够，针灸科、按摩科等对经络还在不断地研究、实践；而用中药治病的医生却很少研究。今天，我就这个问题谈谈个人体会，意图从临床中药治疗方面，强调一下经络学说在辨证论治中的重要性，供大家参考。

疏肝散结法是临床治法之一。疏肝就是疏泄肝气；散结就是散开结聚（俗称结块儿）。本人在继承古代经络学说理论的基础上，又承袭了祖传经验，曾借用西医的一些病名（西医确诊后的不同病症），通过40年的临床体会，提出"疏肝散结"法治疗一些肝经病变，收到了较为满意的效果，由此进一步佐证中医经络学说的重要意义。如：

（1）肋软骨炎：肋骨与胸骨连接处肿起，如粟大小，按之疼痛。

（2）乳腺增生：乳房内有结块（2~3个，或更多）有时一侧，有时双侧，但非恶性肿瘤。

（3）甲状腺瘤：颈前长结块，起初发胀，渐渐肿大，有硬块，边缘清楚，吞咽可活动。

（4）单纯性前列腺肿（前列腺肥大）：常见于老年人，排尿不畅或困难，良久方能尿出，甚则点滴不出。中医称为"癃闭"。

（5）更年期子宫肌瘤：多发生在45~50岁的妇女，月经将断未断，经量过多，白带淋漓不断，甚则急躁易怒，好与人争吵等。

以上病症，均为足厥阴肝经循行之处而出现的癥积，主要是肝气郁滞、痰凝、血瘀所致。采用疏肝散结法，就是理气、化痰、散结、消结。尽管上述病症其临床表现不同，但主症基本一致，因此，就要抓住主症。什么叫主症？就是在证候中主要方面的一两个症状。上述各病症共同的主症就是肝经所过之处有结聚肿块，故可采用疏肝散结法。

抓主症，是我几十年来的临床经验之一。任何证候，均可抓住少数几个主症来定出治法、处方和用药。现有五十多种疾病可以通过抓主症的方法进行辨证治疗，疏肝散结法就是其中之一。我以逍遥散、消瘰丸加减化裁而来一首方剂，药味和剂量如下：

柴胡 15~30g，赤芍 20~30g，当归 15g，丹参 15~30g，生牡蛎（先煎）30~60g，玄参 15g，川贝 9g（面 3 克），夏枯草 15g，海藻 15g，昆布 15g，海浮石（先煎）15g。

柴胡疏肝，并有引经作用；当归、赤芍、丹参活血化瘀；生牡蛎、玄参、川贝化痰散结；夏枯草清散肝经郁热，消肿块；海藻、昆布散结，治瘿气；海浮石化老痰。以上诸药通过柴胡引入肝经、起到疏肝理气、活血、化痰、消肿块散结的目的。上方最初是用于乳腺增生症，疗效较好，其中有些病例乳腺增生伴发胸肋软骨炎，在用上方治疗时，两症同时治愈，后来用治单纯肋饮骨炎也收到满意效果。此后有几例甲状腺肿瘤患者应用此法也获得良好的疗效，由此扩大到前列腺良性肥大、子宫肌瘤等症的治疗，均获得预期效果，可见中医经络学说的指导意义。

上述病症，虽然均位于肝经循行之处，但由于兼症或部位的不同，用药亦需加减出入：

（1）肋软骨炎或乳腺增生症：由于肝气郁而化热，出现热象，可加清热解毒之品，如蒲公英 15~30g。

（2）甲状腺瘤或单纯性甲状腺肿大症：由于病位在上焦，故加桔梗以载药上浮。另外可加"小金丹"，1 天两次，1 次 1 丸，加强消肿块、散瘿结之作用。

（3）子宫肌瘤：常出现经量过多，甚至血崩，由于病位下焦，故加牛膝以引药下行，同时牛膝亦有疏经气、活瘀血的作用。

（4）老年性前列腺良性肥大：小便癃闭，除加牛膝引药下行外，还加"肾精子"（又名肾金子），1 次 5 粒，装入胶囊吞服，能消癥、散结、利导膀胱气化以排尿，效果良好。

为什么采用上述基础方，稍事加减，而能治疗西医学认为互不相干的几种病症呢？这是根据中医理论体系考虑其内在联系而引发出来的。兹介绍以下几点体会：

（1）上述几种病症，中医过去有多种治疗。如治疗癃闭，有从肺为水之源，用提壶揭盖法治之，或用泻三焦之火来治疗，但很少从癥瘕积聚来入手，由于癥结肿块的存在，阻碍了人体气血的运行，气滞则胀，血瘀则痛，瘀血阻滞导致膀胱气化失司，故而排尿困难、痛苦难言。再加气滞血瘀，血不循经，所以出现更年期月经过多等，这都是由于癥瘕积聚所致。

（2）上述病变肿块的部位，从经络循行来看，基本上都是足厥阴肝经所过之处。如前所述经络学说尽管在《黄帝内经》《难经》中记载较多，但由于当时科学水平的限制，无法认清其实质，直至今日也未搞清楚。但千百年来经络学说在临床上是有效应的，许多疾病就是靠经络来明确诊断和确定治疗的。

足厥阴肝经起于大趾内侧，循足跗上行，循股，入阴中，环阴器，抵小腹挟胃属肝络胆，上贯膈，布胁肋，循喉咙之后上入颃颡……

从老年性前列腺肥大，子宫肌瘤所处部位来看，均属足厥阴肝经入阴中，环阴器，抵小腹之线段。

乳腺增生、肋软骨炎均属肝经布胁肋之线段。

甲状腺瘤、甲状腺肿大均属肝经循喉咙、入颃颡之线段。

不难看出，这些病症虽有上、中、下部位的不同，但均属肝经路线，所以它们之间存在着内在联系，故可用一法而治数病。我也称它为异病同治，表面上是异病，实际上是同病，均属肝经肿块。

（3）从中医理论来说，经络和脏腑是密切联系的一个有机整体。脏腑病可以通过经络来治疗，针灸科、按摩科常用其穴位虚则补母、实则泻子法治病。而经络的病变同样可以用归经药、引经药来治疗，用归脏腑的药来治疗经络的病症。上述处方中的药味多入肝经，又用柴胡作为引经药，所以对肝经积聚癥块能起作用。由于具备了中医理法方药的一致性，具备了异病同治的必需条件（异病所以能同治是有其内在联系的），所以能取得可喜的疗效。下面举几个病例。

1. 前列腺良性肥大症

例1：男性患者，72岁，工人。

小便滴沥而下已半年余，1周前突然尿闭，曾在某院诊断为老年性前列腺肥大，并建议手术切除，由于患者拒绝手术，而在急诊室用导尿管导尿。1周后带着尿管回家。十余天后症状不减，故服中药，予疏肝散结法，前方加牛膝10g，肾精子（5粒），用桂圆肉包，一次送服。5剂后小便通畅，停药后数年，未见复发。

例2：男性患者83岁老教育家。

小便不畅，点滴而下，每次排尿约需两小时，顷刻又欲排尿，昼夜如此，痛苦异常，在北医三院诊断为前列腺肥大症。服上方4剂、肾精子4粒，一次吞服。后小便正常，经随访未再复发。

2. 更年期子宫肌瘤

女性患者，54岁。

月经至今未绝，且经量益多，色深红，淋漓不断，经期延长。每月间隔时间甚短，带下多，色黄，气味秽臭。曾在某院诊断为多发性子宫肌瘤，动员手术切除，因患者兼有高血压病故未手术。服用中药治疗。用上方加牛膝，5剂后月经止，带下少，血压降低，耳鸣减轻，睡眠好转，原方续服10剂，月经又来两次，后经断，经检查子宫肌瘤亦萎缩。

3. 甲状腺瘤

例1：男性患者46岁。

1个月前自觉颈部发胀，数日后触及颈前有小肿块，吞咽时能活动。经某医院检查，诊断为甲状腺瘤，准备手术治疗。由于同时患传染性黄疸型肝炎，肝功能未能恢复正常，又值夏季炎热，故先服中药治疗肝炎，尔后再议手术。用上方加桔梗、小金丹每日2剂，续服2周，甲状腺瘤消失，肝功能亦恢复正常。

例2：男性，55岁，农民。

因剧烈精神刺激后，颈前肿大有块，声音嘶哑，甚则失音，愿服中药治疗。用疏肝散结法，拟上方加桔梗、小金丹每日1剂，服用20余日，颈前肿块消，语音恢复正常。

除此之外，单纯性甲状腺肿大、轻型甲亢也可用上方。有汗出、心烦懊恼者，可加栀子豉汤，临床也有疗效。

4. 乳腺增生症

女性患者，42岁。

由于爱生闷气、情志抑郁，8年前始觉胸胁部胀满不舒，渐至经前乳房胀痛，痛甚不可触及。尔后发现双侧乳房内有多个肿块，曾去某医院检查，诊为乳腺增生。近来又发现多处肋软骨炎，按之疼痛。数年来，经中西医治疗未效。我用疏肝散结法之上方加蒲公英30g，全瓜蒌30g（因大便干）每日1剂。1周后，胀痛轻，继服本方，肿块逐渐减小，继服1个月肿块完全消失，同时肋软骨炎也痊愈。随访一年余未见复发。

经络学说是中医理论的重要组成部分，中医理论是以藏象学说为核心，而经络与之密切相连，没有经络就不能上下联系，内外沟通，也就不能成为一个统一的有机整体。早在远古时代，我们的祖先就用针灸、膏摩、推拿等方法治疗疾病，也就是运用经络学说来指导临床了。经络学说从理论到临床，是积久而行之有效的。《素问·热论篇》中讲巨阳、阳明、少阳等，主要说其脉循行部位所见，未离开经络。《伤寒论》中讲太阳病有头项强痛等症状，少阳病有胸胁苦满等症状，也未离开经络。后世发展，经络在中医领域的重点渐渐移向针灸、按摩等方面，而使用中药治疗的内、外、妇、儿等科却少谈经络治病。这是必须尽快予以纠正的。因为中医中药都离不开经络学说，上述病例其所以取得较好疗效，就是在经络学说指导下辨证论治的。经络学说贯穿于中医学理论体系，在理、法、方、药及辨证论治的各个环节中是不可缺少的。尽管经络的实质，至今还在研究，但是它确实是存在的。北京中日友好医院院长是位胸外科专家，他用针刺麻醉做手术，患者一边手术，一边吃橘子，谈笑风生，他就将肺叶切除手术做完。事实胜于雄辩！针麻其所以成功，就是根据经络学说、藏象学说为理论指导的，我们不能视而不见。

上面所举的几个病例仅限于足厥阴肝经络出现的一些肿块，因为肝经线路较长，且未能代表是厥阴经的全部病变。考虑全身各条经络也会有类似情况，可以触类旁通。如果临床上能重视经络学说，并不断总结经验就可逐渐阐明经络的实质。既然行之有效，就一定有其科学内涵。相信通过各方面齐心努力，通过临床实践或科学实验，最后总会搞清楚经络的实质。

（原载《天津中医学院学报》1984 年第 7 期）

对《金匮》"二着"新的认识

"二着"是指《金匮要略》五脏风寒积聚病篇的肝着与肾着而言。由于本篇原文缺失似多，故常不为学者所重视。但本人通过临床，对"二着"方症均加深了认识，简述于下。

一、"着"字解

"二着"之着，历来注述失真，本人从湿邪"着而不移"和"湿气重者为着痹"等的记载中，悟出"二着"之着乃系湿邪为病。肝着者是湿邪着于肝之分野或称经脉所过之地，肾着是湿邪着于肾之分野或称肾之外腑，故其主症则为腰以下重疼。

二、顺藤摸瓜

多年以来，本人是从事探索中西医结合工作的。从辨证、辨病到"抓主症"，不排斥以西医的明确诊断为我所用。自从着眼于"二着"为湿邪为病以后，就在临床上仔细观察，"二着"在西医学上的诊断问题。肝着中的"蹈胸"是会意词，事实是不可能的，岂有患者胸部常请人足蹈之理。不过形容其病为湿邪病着于胸，憋闷特甚必须用手捶扑，借其振动之机，以舒其为湿所阻之气。这种情况，在临床所见者以冠状动脉供血不足者为多。冠心病的症状，以左胸部憋闷者为多。而肝乃气行于左者，气为湿阻，故其憋闷多见于左。肾着中的腰以下重疼，实际上包括腰骶与少腹在内，总称带下，即带脉以下，重疼以外，常有湿邪阻遏阳气之"冷感"，常见于妇女白带病，现代诊断多为"子宫颈炎"。

三、用方中"的"

《金匮要略》治肝着用的是"旋覆花汤"。原方是三味药，旋覆花是降气的，"诸花皆升，旋覆独降"气行则水湿自行，气降则水湿亦降，故旋覆花在本方中有降气行湿之用，葱白（叶天士用本方时常将葱白改为葱叶，或称青葱管）有行气发汗之用，行气即能以行湿，而发汗则又有散湿之用，故于去肝经痹着之湿，有其可靠的作用。唯新绛一药，是古代武弁或文职官员帽顶之缨，此药久已缺如。根据记载，新绛是由茜草染红花之色而成，故本人在使用此方时就加用茜草、红花，以弥补新绛之缺。事实证明，效果良好。用时常配以苓杏苡甘汤或苓桂术甘汤以祛湿邪痹着。具体用法是，寒象明显，配用苓桂术甘汤，如有热象则以葱叶易葱白配以苓杏苡甘汤，对临床缓解冠心病的胸痹症状，多有成效。由量变到质变，故恢复心电图达正常水平，似乎须假时日。

治肾着的原方是甘姜苓术汤，亦称肾着汤，由甘草、干姜、茯苓、白术等4味药组成。一望而知，是温脾化湿用的。本人根据症状，常用于妇女带下病中的白带为病。因白带多系寒湿下注所致，温化适合病情，用时常加黑荆芥、白芷以散湿止带，用川续断或杜仲、寄生以补助肾阳，寒湿甚者，再加补骨脂以温补肾阳、消化湿浊。

以上二方，经多年使用，疗效较为满意，现已作为抓主症之方，在临床上广为使用。其用法是见左胸憋闷或块垒不舒者，不管其为冠心病与否，概用旋覆花汤的加减法，按肝着论治，实质上是以治肝着的方法来治胸痹，把先后结合起来了。凡腰以下重疼而作冷、见于男子者（须排除湿热），概用甘姜苓术汤，按肾着治之，常奏意外的疗效。

附医话两则，以资佐证。

1. 胸痹

友人陶某，年49岁，某报社编辑，常年加班加点，案牍劳形，遂致睡梦纷纭，阵发心悸，左胸憋闷明显，时欲捶扑以舒其气，延已两月，舌苔根腻，脉迟，最慢45次/分，节律不整。经本市某医院心电图确诊为"冠状动脉供血不足、左前束支传导阻滞"。已全休两周，在合同医院经中西医治疗无效，故转而求治于余。余根据其病情，以左胸憋闷为主，故即诊为胸痹之证，湿阻气滞，心阳失其舒展，投用《金匮》旋覆花汤合苓桂术甘汤，再加丹参、川芎，以活血行气祛湿。方用：旋覆花（包）15g，茜草、红花、川芎、桂枝、白术、甘草各10g，丹参、茯苓各30g。

服上方7剂，诸症悉减，舌苔转清，脉动在56~58次/分，仍有不整。胸憋已甚轻微，阵发心悸不作。续用前方，共进40余剂，所有症状，全部消除，心电图亦恢复正常，现已照常上班，3个月来未见发作。

2. 白带病

1980年初夏，我带领4名研究生在附属医院门诊实习。当时天气已相当暖和。这时却来了一位年在四旬左右的妇女，头裹方巾，身着棉上衣，前来求治。自谓两年多以来，一直怕冷，即使盛夏亦不例外。医药屡屡，从未一效。西医内科做过多种检查，未发现任何阳性体征，故而最后认为是"神经官能症"，推出不管。中医曾多次用过人参、附子、鹿角胶、肉桂等等助阳扶正药物，但畏冷依然。经诊得六脉涩细，舌淡苔白，并询之除恶冷无已以外，尚有全身酸困、腰疼、少腹坠胀等症状（此等症状在妇女最常见于白带病患者），因即动问其带下之有无，据谓病白带已年久，近两三年加重，量多清稀，无恶臭。当即诊为脾肾阳虚、寒湿下注，发为湿淫白带，投肾着汤加味。方用：茯苓 30g，干姜 6g，白术、甘草、川续断、补骨脂、黑荆芥、白芷各 10g。

令服 5 剂。据患者复诊时所述，上方仅服完两剂，恶寒即除，5 剂服毕，白带基本消止。续服 5 剂，患者即不复来诊，询门诊护士，则谓已霍然矣。

（原载《新中医》1986 年第 11 期）

外感热病中的体质与"从化"问题

外感热病多属急性发作的发热疾患，其中包括多种急性传染病在内，一般都具有变化多、传化快的特点，故而掌握它们的变化规律与机理，并从而掌握对它们进行有效辨治的主动权，实属必要。对于如何认识外感热病的内在规律问题，本人深感患者的体质在疾病的传化过程中，是一种不可忽视的重要因素，同时感到，在弄清这个道理以后，有一些学术性的问题，可以正本清源地得到解决，因此不揣冒昧，提出来向大家求教。

一、对"从化"的认识

外在六淫之邪，各有其不同的性质，当其侵入人体引起疾病之后，其中一部分自始至终保持其原来的性质，而又有一部分则是在疾病发展的某个阶段中，改变了性质，甚至变得与原来的性质完全相反，这就是出现了"从化"问题。

对"从化"的认识，前人已有论述，金代刘完素倡六气皆能"化火"，虽以运气角度立论，但于临床认病，亦具有一定的指导意义。《医宗金鉴·伤寒心法要诀》开宗明义讲的就是这个问题，其谓："六经为病尽伤寒，气同病异岂期然？推其形胜（指体质）原非一，因从类化故多端。明诸水火相胜义，化寒变热理何难。漫言变化千般状，不外阴阳表里间。"嗣后，章虚谷氏在《外感温热篇》注中也说："六气之邪有阴阳不同，其伤人也，又随人身之阴阳强弱变化而为病。面白阳虚之人……若（受）湿热亦必黏滞难解，须通阳气以化湿，若过用凉则湿闭而阳更困矣。面苍阴虚之人，其形瘦者，内火易动，湿从热化，反伤津液，与阳虚治法正相反也。"皆说明邪气性质可随人的体质而变化，从而使疾病的性质发生改变，而治法亦应随证而变化。

"从化"又称"从类化"，系指邪气侵入人体后，随从人的阴阳、虚实、燥湿等体质而发生性质的变化。这是很多疾病始同终异或病的开始不同，但到病的中期或最后阶段，出现相类的证候，并可以通过相应的方药进行治疗的原因所在。"从化"现象在外感热病中最为常见，如由寒化热，由热化寒，由燥化湿，由湿化燥，由实化虚，由虚化实等。

二、体质与"从化"

"从化"的发生，取决于邪正双方的形势与性质。当邪气的属性与患者的体质有着寒与热、燥与湿等根本对立的情况下，便可出现"从化"。凡寒、暑、热、湿、风、燥六淫之气，属性各不相同，其伤人亦各有所偏。人的体质亦多有阴阳、虚实、寒热、燥湿之异。阳胜则热，阴胜则寒，阳虚外寒，阴虚内热，这不但是病理现象的反应，即在生理范畴之内，有时也可以显现出来，而有偏阴、偏阳、偏湿、偏燥等的不同体质。如在正常人当中，冬天有的需要穿戴很多，有的则不需穿很多衣服。夏天有的很怕热，有的则并不很怕热。这虽不属病理现象，但已说明人的个体所具有的体质差异。正因为人的体质有不同，所以当外邪侵入，邪正相争，便可以产生多种不同的病理反应。同一邪气致病，在不同人的身上可以出现证候相反的疾病。不同的邪气侵犯人体，也可以出现证候相近或相同的疾病。正如《灵枢·五变》篇所云："一时遇风（统括六淫之词），同时得病，其病各异。"阳热之体感受了阴寒之邪，或阴寒之体感受了阳热之邪，"从化"的现象尤为明显。例如伤寒化热（习称传经伤寒），其在太阳、少阳二经为有寒，及传至阳明或少阴热化或厥阴热厥时即转变为热证。这是在患者体质阳热的基础上发生的；湿热或温热夹湿化燥，转化为邪热入营、入血的证候，则是在患者体质阴虚血热的情况下产生的；湿热化寒，如湿热病后期，有一部分可以转化为寒湿病，出现昏睡、肢冷、脉伏的真武汤证，或温热夹湿从湿化，出现湿热见症，复从寒化，转化为寒湿证，是以患者体质阴寒为其转化前提条件的。

更有燥邪为病，有从温化和寒化的不同。前人虽有"燥为阴邪""燥为次寒"之论，但临床所见到的"秋燥"证，却以伤津内热的燥证为多，治疗亦基本以清润为主，如桑杏汤、桑菊饮、清燥救肺汤、沙参麦冬汤等。而所谓"凉燥"反较为少见，前人所立治凉燥初起主方杏苏散，由于其中润燥药力微薄，近人多移作治风寒咳嗽之用。燥既为"次寒"，何以其所致之病见温热之象者反多，而寒凉之象则为少见？燥邪易伤津液，人所共知，而所谓治"凉燥"初起主方，为何润燥生津药力反而微少？原因无他，只是由于燥之为邪，阴虚内热之人最易感之，此亦不离乎"邪之所凑，其气必虚"的原理。故其虽为次寒，亦从人的体质而化为温热。对于阴寒偏盛之人，偶有外感燥邪者，自不能化温，而从寒化，故类同风寒咳嗽，势所必然。

三、体质与"传化"

外感热病，邪气由表入里、自上而下、自浅入深的传变次第，称为"传化"。前人对于传化规律的认识已总结出了一些经验，作为对不同外感热病的诊治依据。《伤寒论》创立六经，刘完素首将三焦引用于温热病的诊断与治疗，叶天士将三焦传化更臻完备，并创卫气营血学说，以辨治温热病。

温热病由于其邪气伤人特点，为由浅及深，由卫到气，先伤津而后及血。故其次第一般以卫气营血相传化。湿热病，由于湿邪有由上而下流的特点，在无"从化"的情况下，多沿上、中、下三焦相传。伤寒以六经相传为其一般特点。

以上几种传变，常因体质的原因，而发生多种不同的变化，其转实转虚亦无不受体质所影响。一般体实之人，在感邪以后，其传变即向实证方面发展，转胃肠道而见大便闭实，如温热病传变为肠燥便结之调胃承气、增液承气等证，湿热病由湿热积滞之证（常用枳实导滞汤治之）转化为大、小承气证，体质偏虚，则向虚证转化，如温热病之热入营血，湿热化燥之营血见症，以及本为阳明证而转化为少阴证等。

传化次第受体质所左右者更为明显，如从太阳而通入少阴，从卫而逆传心包即直入于营等。尤其突出的是所谓"直中"，即外邪不经过表证阶段而径直入里，实为传化之特殊类型。邪气直中于里，在伤寒和温病都有所见。其于寒邪直中，医籍论述颇多，而于温热直中，则所论较少。寒邪与热邪，性质虽相反，但可直中于人其理则一。人体元阳不足而内寒，又外感寒邪；真阴亏损而内热，复感温热，则由于正气弱邪气盛，正气抗邪能力小的关系而直入于里。如伤于寒邪，可直入于三阴，而为里寒证；温热之邪直入于里，而为气、营之证；其他尚有感受湿邪直入于里，而为上吐下泻；感受燥邪直入于里，就为咳嗽无痰或吐白沫，或大便干结等，都属直中范畴，虽皆与邪气性质有关，但亦莫不与体质有密切关系。

以上所述，由于水平有限，谬误难免，希予批评指正。

（原载《新医药学杂志》1978 年第 7 期）

论风湿与风水

一、历史的痕迹

风湿与风水，同载于《金匮要略》。"风湿"在该书的"风湿暍病"中，而"风水"在"水气病"里出现。这两种病历来是作为两种不同的病因、症状、病理、治疗来对待的。治风湿常守麻杏苡甘汤、防己黄芪汤、桂枝附子汤、白术附子汤和甘草附子汤等，一以治风（包括散风与固表），一以治湿（包括利湿与化湿）；治风水则取越婢汤与防己黄芪汤（此方与治风湿有通假，盖取水湿同源之意），一以散水，其又一则为固表助气以行湿。总之，中医一直认为：此二病均为"卒病"（即新得之病），病邪在表、在络，故不论其是水是湿，均应首先考虑发汗散邪；水湿停渍，虽病有多端，但阳气不能鼓动其运行，则为其主要因素，故取温阳或助气之方，以使水行而湿去。如此做了千百年，当然不乏成功的例证，但治之不愈，由风湿传变而为"风劳"（即风湿热日久不愈，久虚成损，久损为劳）、"脉痹"（可包括瓣膜病、心肌炎、心衰等出现之脉律不整），或由"风水"而延变成为"皮水""正水""石水"（可包括慢性肾小球肾炎、肾病综合征及肾功能不全等）的亦不在少数。

二、认识上的飞跃

20世纪50年代中期，我接触了生物医学，发现风湿和风水所言之"风"，有的应超出原来的"表证"与"病始得"范畴，其中很大程度是来自"数变"之风（风善行而数变），从西医学考虑，这两种病基本都可以来自"溶血性链球菌"的"变态反应"。实质上就是特定的"异体蛋白"进入人体后产生的抗原、抗体的反应性证候。这种"反应"来去迅敏，符合中医的"数变"或"风"。中医治风之道，古来就有"治风先治血、血行风自灭"的定论。为此，我就缜密地观察和琢磨以"行血""理血"为主的治疗方药。正好山西省中医研究所有医生来和我商讨肾小球肾炎的治疗方药"益肾汤"，其组成基本上来自两个方面：其一是以活血祛瘀为主的桃红四物汤加减；又一则为以清热解毒为主的"消炎"药物。我在得到这个方并随时进行加减以后，多次用于治"风水肾炎"（即急性肾小球肾炎结合中医的风水病名），频频得手，继又挥戈指向与风水肾炎同源异流的"风湿病"早期或"风劳"（风湿热长期发热）。因为这两种病的初起阶段，有很多近似之处，从"治病求本"考虑，可以"异病同治"。例如：风湿有"脉浮身重，汗出恶风"之症（《金匮》语），风水病同样有此记述。风湿病有"病者一身尽疼，发热"，风水病亦有"外证骨节烦疼、恶风"（均《金匮》语，其"恶风"和"发热"常同时并见）。故从中医辨证和西医辨病考虑，二者均有殊途同归之处。为此，我乃以治风水肾炎（急性肾小球肾炎）的益肾汤和盘托出，用于治风湿病初起或长期发热之"风劳"（风湿热久延），经常收到可喜的疗效。下面仅就风湿热（风劳）与"风水肾炎"（急性肾小球肾炎）各举一例临床验案，以资佐证。

1. 联合瓣膜病换瓣术后复发风湿热

患者姜某，女，56岁。初次会诊1990年10月29日。自诉30年前即经常出现发热身疼，当时未给以应有重视。27年前出现心慌气短，稍动即甚。现症脘痛胁胀，溲少肢肿（下肢为甚），腰膝酸软，头目眩晕，步履维艰。反复多次，均因"心衰"严重不能接受外科换瓣手术。检血沉51mm/h，心电图示风心病，X线示风心病，二尖瓣狭窄，左房及右房、室扩大，肺动脉高压。西医心内科诊断为：风湿心脏联合瓣膜病变，心衰Ⅲ度。给予强心利尿、扩血管、激素维持治疗。近两月肢冷畏寒明显，冷汗淋漓，纳差便溏，病情日笃。故邀余会诊。经诊查：患者两颊暗赤，肢冷多汗，唇绀舌暗、少苔，脉虚细有间隙。辨证：心肾阳虚，水气不化。治法：温阳化水。以真武合苓桂术甘汤、生脉饮治之，连续用达4个月之久（有过小变动，但主药未变，仅于第二次处方时改沙参为西洋参6g，后同），病情明显好转。"心衰"纠正满意。经心内、心外医师会诊，认为已可以接受换瓣手术，转入我院心外科进行手术治疗。

手术进行顺利，术中发现心内有卵状结块一枚，坚硬如石，重50g。估计当为病瓣年久，心衰无力压出进入心内之血，积年累月，遂致瘀结成块，愈久愈坚。术后病体恢复满意，积极准备出院。突然发热又起，西医会诊意见不一。有认为是心内膜炎或二重感染，表示担心，亦有怀疑"风湿热"又起的。于是心内科又邀余会诊。根据其临床表现："上感"症状阙如，仅骨节疼烦，脉虚数自汗等，乃诊为"风劳复发"，仍是"风湿热"为病，遂投以理血解毒为主要结构之益肾汤，药入仅5天，热退身凉，诸病若失，未久即痊愈出院。已经过3年，虽多次来院复查，始终未闻发病，已正常上班，体重持续增加。

2. 风水肾炎

王某，男，15岁。初诊1988年6月2日。主诉：眼睑、面部浮肿，尿少1周，近来因忙于"中考"准备，过劳或受凉以后，即眼睑、面部浮肿，晨起尤甚，尿少，加重 1 周，伴关节、腰部酸楚。检尿蛋白（++），RBC 10~15，颗粒管型（+），BP 20.0/13.3kPa，平时易感冒咽痛。西医诊为急性肾小球肾炎。

诊查：颜面浮肿，扁桃体 2~3 度肿大，红肿充血，舌红苔薄黄，脉沉细。辨证属风水型肾炎。

治法：活血解毒（益肾汤为主）。

处方：当归 15g，赤芍 15g，川芎 9g，丹参 15g，桃仁 9g，红花 9g，蒲公英 30g，紫花地丁 30g，山豆根 10g，土茯苓 30g，白茅根 30g，夏枯草 15g，冬瓜皮 30g，鱼腥草 30g，牛膝 10g，泽兰 15g。

服药 7 剂，诸症若失，原方去夏枯草、冬瓜皮、鱼腥草、牛膝、泽兰，继进 7 剂，以巩固疗效。复查尿常规、血压全部正常，一个月后考入市重点高中，同年暑假来我院切除扁桃体，入大学后参加繁重的军训，多次复查尿常规正常，至今未见复发。

三、结束语

中医讲的"风湿"，不一定都是"风湿热"和"风劳"，而中医讲的"风水"也不一定都是"肾炎"，因为中医讲辨证论治，其中的客观指标和明确数据是不够的。有辨证论治的基础，再加上科学仪器所得来的数据，得出来的结论，可信程度会更高，方向明，决心大，则治疗效果也会更快更好。中西医是会有共同语言的，要在我们努力去结合。

（原载《山东中医杂志》1994 年第 13 卷第 8 期）

论肺痿与肺痈

肺痿、肺痈，同是病出于肺的疾患，又同是"热在上焦"所引起。临症所见，肺痿多由肺热所致，肺痈亦然，在其成脓前或成脓以后，基本上都是以肺热为主出现的。

一、病理机制

肺痿、肺痈，虽同是"热在上焦"和病出于肺，但是它们的病因、病理、主要症状和治疗原则等，是各不相同的，故而从《金匮要略》开始，就把它们分而论之。结合现代临床，更看出它们之间是截然不同的两种疾病。

首先看肺痿的病因，基本上是由于肺阴虚、肺津匮乏和肺燥所造成。由于肺燥阴虚，故而产生肺热（热在上焦，阴虚则内热），当然，由肺热灼津，也可以造成阴虚和肺燥。不管它是那一种原因引起，其阴虚肺燥这一总的原则是不能改变的。这也符合"肺热叶焦，因而成痿"的原则。由于阴虚、津虚和肺热，遂使肺气升多降少（阳升阴降），肺气不能平降则发为喘咳，甚至能出现倚息不能平卧、唇面爪甲青紫的危重证候。由于其病在于阴虚，在于肺燥，故其咳喘虽甚，但总是以无痰为主症，并常见口燥咽干。历代医家都承认肺痿的主症是《金匮要略》所标出的"吐白沫"和咳喘，可是这"吐白沫"三字，就不知迷糊了多少医生的眼目，并同时贻误了多少患者生机。一般人都是认泡沫痰或水泡痰作"白沫"，殊不知痰是由水湿所化生的，而肺痿"吐白沫"，则是由阴虚肺燥而起。肺燥之轻者，则发为无痰之干咳，其燥重而热深者，乃发为"吐白沫"之肺痿。这种吐白沫的特点：第一是中间不带痰块；第二是胶黏难出；第三是必同时伴有口燥咽干；第四是白沫之泡，小于粟粒，轻如飞絮，结如棉球，有时粘在唇边，都吐不下来，绝不是一般泡沫痰之吐出甚爽，水泡痰的落地成水者所可比拟。为此，白沫之与饮痰，乃一燥一湿，一实一虚，有如水之与火，冰之与炭，根本不可混为一谈。

肺痈的病因，诚如《金匮要略》所论，是"热过于荣"所引起。"荣"，所指的是血，"热过于荣"是热与血结，其间有的是热甚伤血，致血结成痈，并进一步化生成脓；也有的是肺有宿瘀，遇热相结，酿化而为痈脓。故肺痈之主症，必重在"吐脓血"三字，再加上要有咳喘。有瘀血尚未成脓，先见痰腥，或视之未见痰中有脓，而自觉痰臭（此时取痰化验，已可发现脓球）者，均可认作肺痈而早期进行治疗，一般疗效优于既成脓和肉眼见脓以后。有呼吸、喘嗽引胸作痛，或一侧睡有胸痛者，亦可按肺络停瘀而以治肺痈之法而通治之，盖亦《金匮要略》"咳即胸中隐隐痛"泛义，这虽不是肺痈吐脓血的范畴，有的可能属于西医学上的胸膜炎、胸膜刺激征的范围，但异病同治，效果亦相当满意，唯积有大量胸水者似应除外。

二、治疗经验

本人治疗肺痿，基本上是采用了清人喻嘉言氏的清燥救肺汤为主加减。既用宣肺而又润肺的桑叶、枇杷叶，使肺气能宣而后降，润而后清，又用桑白皮、石膏等清降肺气，以去耗津之热；沙参、麦冬、石斛、阿胶、杏仁、芝麻、芦根等从生津充血的基础上来滋阴降火。用此方时，我常爱再加黛蛤散，取青黛有消炎退热之功，蛤粉有生津润肺之效，如有咽痛鼻塞等上感症状，可加山豆根、鱼腥草以消炎解毒。

本人治疗肺痈，最常用的是千金苇茎汤加味。这张方的作用，主要在于清利大肠方中的桃仁、薏苡仁、冬瓜子等，都是以治大肠为主的药物，当然，它们也都入肺。芦根（原方苇茎，家传是用芦苇上的嫩尖或小分枝，今则概用芦根，在南方多用鲜的，到北方则一般用干的）能润肺生津，叶天士还说它有祛湿的作用。这张方的主要药物，和《金匮要略》治肠痈用的大黄牡丹皮汤，甚为接近，二味主药——桃仁、冬瓜子都是相同的，为什么？这就需要运用中医基础理论的"肺与大肠相表里"来解释了。肺是脏属阴，大肠是腑属阳，一般说"脏者藏而不泻"，故五脏常以"不藏"为病，如肝不藏则失血，心不藏则漏汗，脾不藏则泄利，肾不藏则失精遗尿，肺不藏则息短等等，对此等病的用药，则宜于助藏，宜于补益、收敛、固涩；而腑则是"泻而不藏"，故六腑常以不泻、不通为病，如大肠不通则便不解，膀胱不通则尿不行，胆不通则黄疸作，胃不通则呕吐、翻胃生，小肠不通则口糜作，三焦不通则汗不泄或癃闭起。对此等病的用药，一般都宜于助泻，助开泄，助通利，从这个道理来说，似乎五脏病都应是虚证，而六腑病则宜为实证。其实不然。五脏病有实证，五脏病治腑而不治脏，也就是治疗与它相关、相表里之腑，如脾实治胃，肝实治胆，肾实治膀胱、三焦，心实治小肠等等都是；六腑亦有虚证，但虚证治脏而不治腑，如胃虚治脾，胆虚治肝，小肠虚治心，膀胱、三焦虚治肾，大肠虚治肺等等都是。肺痈之病，是肺中有蓄血痈脓，是脏病中之实证，故而治疗时主用千金苇茎汤祛瘀排脓，从开利大肠来治疗肺之实证。事实证明这个方法是可取的。我在治肺痈时用的千金苇茎汤的加味，也就是在原方不变的基础上，根据情况，如脓多腥臭，则加桔梗、生甘草以助排脓与解毒；胸痛加赤芍、丹参、郁金等以助活血与止痛；肺部炎症明显或有发热者，则加鱼腥草或再加用生石膏以清热与解毒；一般在吐脓未尽时，我是甚少加用补药的，原因是慎防出现误补留邪之弊。在脓尽以后，有时可仿照济生桔梗汤加用黄芪、百合等，亦可改用滋阴补肾之六味地黄丸类方（包括杞菊、知柏、归芍、麦味等），如肺结核空洞在吐脓尽、痰不臭的情况下，我基本上就用淡盐汤送服六味地黄丸，效果是好的，治愈过不少空洞性肺结核患者。

　　以上是本人治疗肺痿和肺痈的主要方药，也是我在临床上所用的"抓主症"方药。抓主症者，就是抓住病中的一、二、三个主要症状，就能定方、定药甚至定量地加以治疗。例如：我在抓肺痿的主症时就着眼于咳吐白沫、不爽和口燥（主要是吐白沫），不论其疾病的诊断属于肺炎、气管炎、支气管哮喘，还是肺气肿、肺心病，我都用此方治疗，而且一般都能收到效果。肺痈的主症，我就抓咳喘、吐脓血，或痰腥、痰臭，或呼吸、咳嗽引胸作痛，以及胸痛不能偏一侧睡等（以上为"但见一症便是，不必悉具"）。

　　抓主症常常收到很好的疗效，但是，我也不排斥并常常利用西医的明确诊断来说明中医药的疗效，有时还把西医的检查诊断，作为我抓主症时的参考。

［病案举例］

病例1：肺痿

　　患者孟某，男，52岁，军队文化工作。连续高热7周，咳喘吐白沫不爽，口干咽燥，在某军区医院已检查出右肺大面积肺炎，5次痰培养都出现大肠杆菌，已确定诊断为大肠杆菌肺部感染引起的肺炎，故即千里迢迢，转院到北京某解放军医院（是该院的上级医院），据该院介绍，他们在开院二十多年以来，一直以搞呼吸系统病为主，但始终没有见到过1例由大肠杆菌肺部感染而引起的肺炎，遍查国内资料，也确实无此记载，国外资料，发现过几起，但治疗方法阙如，没有针对性的治疗方法。且转院两周以来，患者发热和咳喘均有增无已（发热每天体温高峰能达41℃左右，但汗出后热即减轻），不得已才由患者家属出面，经当时的我院某领导介绍，急请我去该院会诊。我接触患者后发现其咳喘吐白沫不爽、口燥渴等等，完全是一派肺痿的症状，所不同者是有肺部的大肠杆菌感染和大面积肺炎而已。至于高热，在肺痿病中，亦常常有之。于是我就在前清燥救肺汤的基础之上，加上了北柴胡30g，五味子9g，以杀灭离开大肠的大肠杆菌感染为患（过去治疗过尿系、胆系的大肠杆菌感染，用这二味药相伍，我有经验，并收到较好的疗效），外加鱼腥草30g，以清解肺部的炎症。令服药10剂。服药后复诊，咳喘、吐白沫皆退，发热亦轻，其体温即再未超过38℃。在复诊时得知其病中曾出现过咳血及胸膜刺激症状病史，故在前方中加入桃仁 9g，生薏苡仁 30g，冬瓜子 30g，以肃肺祛瘀。服 7 剂，体温已基本正常，咳喘吐白沫继续减轻，口燥咽干、胸闷掌烫等情况不复存在。舌苔有时甚清，但有时出现黄苔，脉动已降至 80 次／分以下，唯恶风、自汗明显，食欲恢复尚不理想，故改用益气固表之黄芪汤加味，以促进病后正虚之恢复。过后症状尽去，肺炎尚未全部吸收，继续住院观察数周，不但食欲增加，且体重上升甚快，痊愈出院，追访五年，从未复发。

病例 2：肺痈

患者朱某，男，28 岁，农民。突然胸痛不能顺利呼吸，张口抬肩，时时大声呼叫，以缓解其胸中憋闷。自胸至腹，强直不能俯仰，躺坐均须他人扶持。卧时不能左右侧。前医曾投用大黄附子汤类方，病情不唯不减，且增阵寒壮热，大口咳吐恶臭黄痰（实即吐脓）。邀余诊视，知为肺痈重症，舌暗红、苔厚腻，盖郁热脓毒已深，非急用开利大肠，不足以泄去肺之瘀热，故即投用前方千金苇茎汤加味（加丹参、赤芍、郁金、鱼腥草等）。服后胸痛逐渐减轻，身体渐能转动及侧卧，唯咳吐恶臭脓液，骤不尽除，前后服千金苇茎汤加味达 30 余剂，始脓尽病已。但毛发枯瘁，皮肤干燥，渐至表皮成片脱落，数月后始身体日渐恢复，能参加轻体力劳动。由此，更悟出中医理论中"肺合皮毛"的重要意义。

（原载《北京中医杂志》1984 年第 4 期）

论肝性腹胀

　　肝性腹胀是有肝炎病史，而后出现以腹胀为主症的一种病症。其中有的是肝痛和消化道症状已经消失，检肝功亦基本正常，但也有的是肝功尚未恢复，肝痛和消化道症状继续存在，更有的患者，是从来未发现过肝炎，但初起即以腹胀为主，而使用中药、西药治疗腹胀，日久不见功效者（这种病例，为数不甚多，有可能患过隐性肝炎）。这种肝性腹胀的特征，一般不受饮食物的影响，即不是在饮食之后，亦同样有腹胀发生，而且这种腹胀，常常不因矢气或嗳噫而有所减轻，其症状一般以晚间为重。

　　肝性腹胀在西医学上，多数是属于慢性肝炎、迁延性肝炎或早期肝硬化的阶段。肝炎初起见者不多，有时乙型肝炎亦可见之。从中医辨证来看，往往是由于血结于肝，由肝血瘀阻而发展至于气滞不行的阶段。有的除自觉腹胀以外，还可出现腹皮膨大，但叩之无移动性浊音，腹腔尚未积水，中医见到这种情况，一般称为"气臌"，是"水臌"（晚期肝硬化腹水期）的前期症状，失治则易生腹水。

　　根据本人多年从事中医内科临床工作的长期观察，肝炎特别是无黄疸型肝炎的早期见症，多是以肝区（右胁）定痛、压痛和肝肿等为主，这种定痛、压痛，中医一般认为是由瘀血所造成，而肝肿则是"积症"为病，此积症乃以血瘀而起。在这一病程阶段，本人最常用的治疗方法，一般是以疏肝理血为主，经常用的方剂是逍遥散加减法（加活血行瘀和清热解毒药物，一般不用健脾之品），疗效基本是可靠的。若此时失治或调治不当，则其病可以由血瘀而转生气滞，并可以因肝气横逆而干犯脾胃，故其所表现的症状，重点即在于腹胀。有的胀重在脘腹，但亦有上起胃脘胸胁，下迄少腹，同时见有胀满，甚至出现腹皮膨大者，若再治不如法或失于治疗，则病由气滞而又可转变成为水停，即气不行则水湿不行的原理，进一步发展成为水停腹中，发为臌胀（又名单腹胀），最后至于"鸡头牛腹"的"蜘蛛臌"（指头面、四肢、胸胁等部瘦小，而腹独大）阶段，因正虚邪实，昏迷、出血等而造成死亡。亦有经过救治而邪消正长，水去胀除而回生者。不过病至臌胀（肝硬化晚期腹水）阶段，就有相当一部分患者，会因肝受的破坏过大而致不救。

　　根据本人对肝性腹胀的认识，结合临床治疗的实际经验，分析标本缓急，从而确认本病的病本在血，以血瘀在肝为本。在初起肝肿、肝疼阶段，即已种下肝中瘀血的病根，故其治疗原则，亦以治肝治血，活血行瘀为主（因此阶段，非关本文重点，故论治内容从略），若由血瘀在肝进而发展成为气滞于肝，则出现了腹胀为主的症状，从而可知其本病血瘀，必然是有所加深加痼，为此，在前用方逍遥散加减的基础上，必须加强其祛瘀活血的作用。同时因为病至肝性腹胀阶段，必然是其病较初病肝炎阶段既深且久，故而加强磨化久瘀的虫类、介类药物，亦属势在必行。更有一层，此病的主症已在腹胀，而腹胀的出现，又端在于气（滞气主胀、瘀血主疼），这种气滞乃由瘀血在肝所产生，它和胃肠道的滞气不同，故而一般行气、理气、下气、破气之类的药物，如木香、槟榔、青皮、陈皮、厚朴、香附、苏叶、苏梗、砂仁、豆蔻、枳实、枳壳、莱菔子等药物，根据经验，对它几乎不起作用。从多次失败中找到的一条出路，证明这种气胀，只有从三焦这条"元气之所终始"的"气道"中加以驱除。考三焦这一"孤府"，它上通于肺，下达膀胱，而肺乃是主周身之气的，故欲治三焦，使"气道"通畅，势不能舍开理肺气而他求。为此，我想到紫菀、桔梗这两味药，在临床常见呼吸道气郁、气闭，由气不主宣而造成气逆喘咳、痰出不爽的多种疾病，常常是行之有效的，故而我就选用了这两味药，作为开利肺气以通三焦的主要药物。并结合治肝炎初起时的常用方逍遥散加减，治久瘀所习用的介类、虫类药物，于是便组成了我治疗肝性腹胀的"抓主症"用方，命名为疏肝开肺方，定药如下：

柴胡 10g，赤芍 30g，当归 15g，丹参 30g，生牡蛎（先下）30g，广郁金 10g，川楝子 12g，桃仁 10g，䗪虫（土鳖虫）10g，紫菀 10g，桔梗 10g。

本方用柴胡、赤芍、当归、丹参、郁金等仍守治肝治血之本；川楝子是泄肝气以去痛的，取气为血帅，气行则血行之意，桃仁破血行瘀，以泄血结，䗪虫（土鳖虫）、牡蛎是虫、介类药物，能磨化久瘀，软坚消积，对血积深痼，尤为宜用。紫菀、桔梗，则从治肝治血的基础上开利肺气，使三焦通利，气畅其流，从而消除腹胀。在本方中，后二味药是不可缺的。若因气滞而出现水停，发为臌胀者，则于本方中加入葶苈子 10g，椒目 10g，以通利水道，使三焦发挥其另一功能——行水的通路，有时对晚期肝硬化腹水期，亦能取得效果，但治疗效果的可靠性，已远不如肝性腹胀的阶段。故治疗这类疾病，抓紧战机还是十分必要的。

本方经使用多年，愈病动以百计，现举二例，以资说明。

例1：早期肝硬化腹胀

高某，男，62 岁。本市某医院患者。

肝硬化 5 年（经本市某医院确诊），病除检有肝脾肿大、肝中等以上硬度、食管静脉曲张以外，自诉以大腹胀满最为痛苦。历经中西医长期治疗，从未一效。来诊时面色晦暗，身体羸瘦，纳少便溏，精神萎靡不振。舌质青紫、苔白，脉弦细。病由肝血瘀结，气道受阻引起，证属肝性腹胀，治宜疏肝开肺，以利三焦，方用：

柴胡 10g，赤芍 30g，当归 15g，丹参 15g，生牡蛎（先下）60g，广郁金 10g，桃仁 10g，土鳖虫（䗪虫）10g，川楝子 12g，桔梗 10g，紫菀 10g。

（按：本病因坚积深痼，故加重牡蛎，减丹参量，本案系进修生金汉明整理）

例 2：不明原因腹胀。

孟某，男，62 岁。河北省某县医院门诊患者。

患腹胀半年余，从未发现过肝炎病史。经多方使用西药治疗（患者的儿子即为当地西医内科大夫），无效，后又改请当地中医治疗，服过中药较长时间，腹胀有增无已。且腹皮日见增大（但无移动性浊音，未出现腹水）。检视前服中药处方，类皆行气、破气、理气之剂。询患者两胁之部，不觉有痛感及不适，检肝、脾亦均正常大小，肝功未见异常。唯舌苔略腻，故初诊时即未按肝性腹胀论治，而用平陈汤（即平胃散、二陈汤的合方）加减治之，借以燥湿和胃，以畅气机，乃药入如饮白水，不效依然。在不得已的情况下，乃试以前方治肝性腹胀之方治之，令服 5 剂，患者来复诊时则谓：此方服后，一剂知，二剂退，5 剂服毕，则病已霍然。观察半年，病未复作。打此以后，我遇有不明原因腹胀，久治不愈者，辄以此方投之，亦能收同样效果。

［结束语］

肝炎以后引起的腹胀，病势十分缠绵，很多积年累月，屡治不愈。更多有病深邪甚而转致臌胀者。本人从多次失败的教训中找出了经验，运用开肺气以利三焦的理论，使由肝血瘀结而产生的气滞腹胀（即肝性腹胀），得以由三焦气道排除，并据此又加以引申到三焦水道的方面，在原方中加用了通利三焦水道的药物，使部分"实病"（古称风、痨、臌、膈为四大实病，是难治或不治之症）"臌胀"（晚期肝硬化腹水）病患者，得以恢复工作能力。在这里面我认为可以说明两个问题：①作为中医，对基础理论的研求是必要的，如本病肝性腹胀与三焦的牵涉以及三焦与肺之间的关系，即非精通中医的基础理论不可。②中医的基础理论是要发展的。临床工作的实践，是发展中医理论的最好基地。想要求得中医理论的发展，最好是抓住临床实地工作这一环。而更为主要的是临床疗效。如本病所论肝与三焦之间的牵涉，在古今医籍上是所见甚少的，但临床不得已而求之，用之有效即反复用之，终至成为"抓主症"之经验效方，并使上升成为新的理论，这就看出临床实践的重要性，是"实践出真知"的又一成功的尝试。这类尝试对发展中医是必要的。

（原载《北京中医学院学报》1984 年第 5 期）

高血压证治

高血压病临床很为常见，治疗也比较棘手。临床上可将其分为5型：

（1）肝火上炎型。我是讲抓主症的，凡是肝火上炎，都有头痛耳鸣，主方是龙胆草9g，栀子9g，黄芩9g，柴胡9g，车前子（包）9g，泽泻15g，木通9g，夏枯草15g，苦丁茶9g，川续断9g。这个方子经用多次，不但能降低血压，而且治耳鸣效果甚好。

（2）肝阳上亢型。在接触到的高血压患者中，感到这一类最常见。凡是高血压有头热足凉，头重脚轻，面赤心烦者，可用经验效方天麻钩藤饮加减方：天麻9g，钩藤15g，珍珠母（先下）30g，菊花9g，龙胆草9g，赤芍15g，川续断9g，夏枯草15g，青葙子15g，苦丁茶9g。

（3）肾阴不足型。阴分不足，内热由生，如在更年期，内分泌系统失调，更为常见。我用枸杞子9g，菊花9g，熟地9g，山药15g，山萸肉9g，丹皮9g，泽泻15g，茯苓15g，杜仲9g，川续断9g，淫羊藿9g，仙茅9g，疗效可靠。

（4）痰湿中阻型。胃失和降，痰湿内停，头目沉胀，血压增高，用半夏9g，白术9g，天麻9g，橘皮9g，茯苓15g，甘草9g，夏枯草15g。如痰热甚加竹茹9g，南星9g；大便干改橘皮为青皮。

（5）水饮内停型。水饮停于中焦，阳气不能蒸散，出现心悸气短，头目眩晕，血压高，这样的患者常能见到。治法还是要温阳利水，我将苓桂术甘汤加味成一张方子，能利尿也能降压，已经成为有效的常用之方，组成是：茯苓20g，桂枝9g，白术9g，甘草9g，泽泻15g，猪苓9g，可供临床工作者参考。

癫痫症辨治

中医把癫、痫分开看，然癫、狂、痫同属神志异常疾患。癫为沉默呆痴，语无伦次；狂为躁动不安，打骂叫号，不辨亲疏；痫为时发时止的昏眩倒仆，抽搐动风，而苏醒后则神志清醒如常人。三者有时可以互相转化，如癫痫转甚，即发狂乱；狂病日久，亦可转为癫痴。痫病绵延日久，亦有转为癫狂者。

一般癫病常由寒痰蓄饮蒙蔽心窍而起，因阴寒主静，故病多痴呆沉默。而狂则常为气、火、痰、血等内乱心神所致，阳主躁动，其病多动乱不宁，甚或高歌狂走。痫病大都由于风痰瘀血，内乱为息，风善行而数变，其病亦变起仓促，发作有时，并见昏眩倒仆，抽搐动风诸症。西医学中，癫、狂多属于精神病类，痫则多属于脑部疾病。癫、狂与精神分裂症、癔症相近；痫，一般就是癫痫。

本病可分为原发性、继发性两大类，继发性是由脑部器质性改变而致，原因较多；原发性与遗传因素有关。

我在临床上一般将其辨分两种，一种是风痰邪犯发痫，一种是外伤及痫。两种疾患，症状相近，大都是发则昏眩倒仆，抽搐强直，口角流涎，有时发出不寻常的叫号声，舌苔红腻，脉弦数，大便干。风痰邪犯者，兼有失眠、多梦、心烦。治宜除痰定风，常以定痫丸作汤剂进之：天麻9g，川贝母9g，半夏9g，茯苓9g，茯神9g，丹参15g，麦冬12g，陈皮9g，远志6g，菖蒲9g，制南星6g，全蝎6g，僵蚕9g，琥珀末（分吞）2g，朱砂（分吞）1g，竹沥汁（冲送）30g，生姜汁（分冲）9滴，甘草9g。方以天麻、全蝎、僵蚕定风镇痉；贝母、半夏、陈皮、茯苓、竹沥、姜汁、远志、菖蒲、南星除痰湿，开心窍；茯神、朱砂、琥珀、丹参安心神；甘草和诸药。全方除风定痫，清心和血，配伍甚是周全。

外伤癫痫，常有脑外伤史，发则昏眩倒仆，抽搐强直，口角流涎，外伤致瘀，导致"风象"发生，常兼有便干之象。我常用抵当汤加味，确实有效。组成：水蛭12g，虻虫9g，桃仁12g，大黄9g，䗪虫（土鳖虫）9g，地龙15g，僵蚕9g，全蝎6g，蜈蚣2条，花蕊石20g。本方疗效好，但因病发无定期，服药须假以时日。曾治中印边界自卫战负伤的一战士，十余年来，先由半月发1次癫痫，到1日发数次，抽搐动风，日甚一日。服本方30余剂，由初起时2~3日发作 1 次，逐渐变轻而稀，病情趋向稳定，5 年后，来信称已不再复发。

近些年来，连续多次用本方治癫痫，除个别患者服后有嗜睡外，大多数患者近期疗效甚好。（祥之整理）

（原载《中医药研究》1989 年第 5 期）

中西医合作治疗晚期神经梅毒脊髓痨的体会

秦伯未   印会河   赵绍琴   高瑛

1958 年底，北京中医学院附属医院和中国医学科学院皮肤性病研究所协作，成立中西医治疗晚期神经梅毒脊髓痨研究小组，进行有计划的中西医共同诊断并以中药治疗为主。一年来，我们参加了这项具体工作，先后在北京和天津诊治两批共 21 名患者，取得了一定的疗效。关于第一批 13 名患者的诊疗效果已经做出初步总始，并由北京中医学院和皮肤性病研究所，于 1959 年 12 月中旬在苏联召开的全苏皮肤科学会上提出了《中医中药治疗脊髓痨疗效观察的初步报告》。报告中指出："中医药地黄饮子肯定是脊髓痨治疗中的一个新疗法，它在脊髓痨治疗中是一种新方向的研究"。

现在将我们在治疗中有关中医辨证论治的一些体会，提请中西医同志们指教。

一

首先指出，晚期神经梅毒脊髓痨是一个西医诊断病名，根据中医辨证，初步印象为"风痹症"。治疗方面，依照肝肾两亏，虚风上扰，我们采用了"温补肾命"的方法，并选择了"地黄饮子"为主方。

西医因脊髓痨是由于梅毒侵入脑脊髓神经，使部分神经受到损害，所以他们诊断从神经系统出发，治疗也不离开"抗梅"疗法。例如：症状方面，注意闪痛、遗尿、排尿不畅和尿潴留，便秘及不禁，性不能，束带感的部位，感觉异常，踩棉感。检查方面，注意共济失调，深浅感觉，深浅反射，及脑脊液化验等；药物方面则以青霉素为主。从西医诊断中，就我们所理解的证候用中医术语来表达，有以下几种：①两足瘫痪或痿弱行立不正；②肌肤麻木，或如虫行作痒；③筋骨窜痛，发作无常；④胸胁胀满；⑤小便困难，淋沥、癃闭或失禁、遗尿；⑥大便秘结，或滑泄不禁；⑦阳痿。但在中医辨证上，我们觉得脊髓痨所表现的还有值得参考的几个症状，如：①头痛、头晕、眼花目糊；②心慌、心悸怔忡；③睡眠不熟，多梦；④口干不欲饮水；⑤恶寒或背部特别恶寒，手足不温；⑥手掌心热；⑦面色不华；⑧遗精；⑨舌尖红生刺、苔白腻；⑩脉弦紧或沉细虚软。

以上一系列的症状，依据四诊八纲来分析，首先肯定其无表证，无热象，亦无实证，也就是一个虚寒里证。再从内脏虚寒来考虑，偏重下焦，多为肝肾两经的疾病。我们的见解是：①肝主血主筋，肾主精主骨，肝肾精血亏损，筋骨失其濡养，便使运动受到影响。②肝的经脉起于足大趾，沿足背、内踝、膝弯、股阴至阴器，上贯膈膜散布胁肋；肾的经脉起于足小趾，沿内踝、足跟、上足胫，通过脊柱入肾络膀胱，脊髓痨所呈现的共济失调，感觉障碍及闪痛，二便失常等，都属肝肾两经范围。③肾为水藏，中寄命门，命门之火为先天元阳，人身的生命力、命火不足便产生虚风，出现动摇不定之象。④督脉主一身之阳，循行脊内，与肾命有密切联系，肾命和督脉阳虚，能令全身无劲，气化不及，且恶寒、背冷、四肢不温等症随之俱起，这与病灶在脑脊髓神经的说法似很接近。⑤至于诸风掉眩皆属于肝，肾为作强之官，主闭蛰封藏之本，头晕、眼花、遗精、阳痿等，在肝肾虚证中尤为常见。

基于上述论据，我们认为脊髓痨是肝肾虚寒证，这种虚寒证不同于一般的虚寒，还挟有虚风在内，因此诊断为"风痱"。风痱是中风病里的一个证候，主要症状为四肢不收、痿废麻木、行走及掌握不利，甚至不能步履。虽然没有遗尿或小便不利、便秘或大便失禁等症。但中风有四，即偏枯、风痱、风懿、风痹，如果和其他三者结合，这些症状的出现并不突出。为此，从临床症状来说，风痱和脊髓痨极为相似，脊髓痨的中医疗法可从中风病内寻找线索，特别是以风痱症作为重点。

二

我们认识了脊髓痨的面貌，并初步确定了中医病名以后，开始讨论治疗方针。脊髓痨既然由梅毒形成，在"治病必治其本"的原则下不能放弃治疗梅毒，但本病已经使用青霉素、914、606等"抗梅"疗法，康氏试验反应[①]、华氏反应[②]多为阴性，显然已无再向梅毒进攻的必要。也就是说，脊髓痨虽由梅毒引起，目前与梅毒原因几乎极少关系，主要是在本病的发展过程中形成了另一个新的阶段，这一新的阶段所反映的症状，是肝、肾、命门、督脉等受到损伤。那么，对这新阶段的治疗，不在祛除病毒而在扶正，不在针对病的局部而在重视全身修复的能力。因此，我们吸取前人治疗风痱的经验，对脊髓痨的治法以"滋养肝肾、温补命火"为主，简单说来就是"温补肾命"，再结合祛风、活络、止痛等，作为必要时的辅助疗法。

---

① 康氏反应：是使用乙醇浸泡牛心粉，提取磷脂部分作为抗原，加入胆固醇以增加灵敏度，与待测血清中抗体，在电解质作用下，抗原抗体形成可见的沉淀反应。梅毒为阳性，但由于康氏反应在许多其他疾病，如麻风、疟疾、肺炎、流感等可有假阳性反应，故现已少用。

② 华氏反应：是诊断三期梅毒和神经性梅毒的血清学反应，机体感染梅毒螺旋体经过一定时间后，其血清中逐渐产生一种抗体，能与牛心肌中提取的"心类脂体"发生补体结合反应，但在麻风、肺炎、流感等疾病中也有假阳性反应，目前已较少使用。

　　有了治疗方针，便选择"地黄饮子"为主方。据《河间六书》记载，地黄饮子用熟地、巴戟、山萸、苁蓉、附子、肉桂、五味子、茯苓、麦冬、石斛、菖蒲、远志，主治内夺而厥，舌喑不能言，两足废不为用，肾脉虚弱。在这基础上考虑病情的复杂和需要，减去了不适应的部分药物，挑选了鹿角胶、枸杞子、锁阳、淫羊藿、首乌、天麻等，作为备用药。再由于脊髓痨常见闪痛并相当顽固，又据风痹治法，采用了独活寄生汤和蠲痹汤中的羌独活、川草乌、威灵仙、红花、木瓜、牛膝等，取其通经活络、流畅血气，做到标本兼顾。

　　通过临床试验，我们的具体措施，基本上是适当的。在治疗过程中我们还参考了赵献可的《医贯》，体会到地黄饮子的重要组成部分，做到精简处方。同时为了患者服用便利及进一步推广疗效打下基础，我们将地黄饮子加减制成丸剂，同样收到了满意的效果。

<h2 style="text-align:center">三</h2>

　　病例的选择是研究中重要的一环，我们治疗的两批患者，都是先由西医诊断，根据典型的脊髓痨临床表现，并佐以梅毒血清反应及脑脊髓液的梅毒性改变而确定的。第1批13例，大多病情较重和症状顽固，例如其中4例行走需人搀扶，其他症状亦皆显著，3例就诊时病情在继续发展。病期在10年以上者5例，6~8年者4例，3年和1年以内者各2例。9例在以前接受过600万单位以上的青霉素治疗，其中有3例在青霉素之外还加用砒剂或铋剂。这批患者通过中医诊断治疗，一致认为效果是良好的，特别表现在：①所有用温补肾命法地黄饮子加减治疗的患者，普遍地在症状上有明显疗效和不同程度的进步；②疗效迅速，在服药2周左右即有明显好转，最快的三五天即能见到药力；③进行不同时期的停药观察，病情极少变化，即有复发趋向，经再治后又很快得到改善；④最短的治疗2个月，最长的8个月，服药期间均无不良反应。我们获得了第一次的经验，在治疗第2批患者时处方有所改进，不但同样证实了有效且有新的发展。

　　西医们也认为这些患者症状的好转，是中药地黄饮子的疗效，而不是由于大部分患者曾经在2年内注射过青霉素的疗效。他们的分析是：①所有服地黄饮子的病例都有很好的疗效，这在青霉素治疗上是不常见的；②不用地黄饮子的2例，虽然也在2年内用过青霉素治疗，不显进步；③1例用地黄饮子以前，从未用过青霉素，此次亦未合并用过青霉素，同样获得明显的临床进步；④有4例虽然以前在青霉素治疗中曾有些临床进步，但在此次治疗前已有很长一段时间不再见好转，此次用地黄饮子后又出现明显好转；⑤有3例用地黄饮子的同时用了青霉素，但临床进步反而不如其他8例。下面是皮肤性病研究所观察第1批13例治疗效果的两个表格（见表2-1、表2-2）

表 2-1　治疗前患者情况

病例	年龄	性别	梅毒病期	脊髓痨病期	以往的"抗梅"治疗	主要症状	血清反应	脊髓液变化	治疗方案
1	43	男	19年	15年	1944年，914注射20针，1954年，青霉素很多，记不清。	运动失调，遗尿。	阴性	正常	地黄饮子
2	45	男	25年	10年	1956~58年，7疗程青霉素与铋制剂。	运动失调，束带感	阳性	正常	地黄饮子
3	37	男	15年	6年	1956~58年，青霉素2100万单位，1957年，914注射5.8克，1958年，青霉素2400万单位。	运动失调，遗尿。	阳性	正常	地黄饮子
4	48	男	28年	10年	1958年，青霉素900万单位。	运动失调，闪痛	阳性	华氏阳性，蛋白质与细胞增多	地黄饮子
5	29	男	?	3月	无	运动失调，束带感	阳性	同上	地黄饮子，青霉素1800万单位
6	45	男	25年	17年	1950年，青霉素300万单位，1957年，青霉素1200万单位加铋制剂。	运动失调，束带感	阳性	正常	地黄饮子
7	59	男	20+年	6年	十年前，606注射，1958年，青霉素注射，量不详。	运动失调	阳性	正常	地黄饮子
8	37	男	19年	1年	1958年，青霉素600万单位。	运动失调，闪痛	阳性	正常	青霉素600万单位，地黄饮子
9	43	男	15年	3年	1959年，青霉素1400万单位。	运动失调	阴性	正常	地黄饮子
10	53	男	24年	3年	无	运动失调	阳性	华氏阳性，脊髓痨型曲线，蛋白质与细胞增加	地黄饮子
11	45	女	18年	8年	无	运动失调，闪痛	阳性	正常	青霉素1200万单位，地黄饮子
12	40	男	19年	11年	1957年，1958年，均用青霉素600万单位加铋制剂。	闪痛	阳性	华氏阳性	地黄饮子
13	42	男	22年	6年	从1554年起，共注射青霉素13个疗程，每疗程1200万单位。	闪痛，遗尿	阳性	正常	地黄饮子

表 2-2　治疗后各项症状进步情况

症状	例数	有效例数	备注
闪痛	10	9	发作频数减少，程度减轻
遗尿、尿滞留、尿不成流	10	8	4 例症状消失（2 例停药后复发，再治又消失） 4 例明显减轻
性不能，阳痿	9	7	4 例近正常，3 例能举阳
便秘或失禁	5	4	3 例恢复正常，1 例减轻
束带感	3	3	症状都消失
脊髓痨步态	11	11	进步明显，3 例已近正常
跟膝试验	11	9	能较正确地做试验
指鼻试验	3	1	同上
Rombery 征	11	11	4 例近正常，5 例仅有轻微征象，2 例亦明显好转
被动位置感觉	8	4	部分部位恢复，或由消失转为迟钝
音叉振动感	8	3	同上
跟膝反射	11	0	—
提睾反射	5	3	恢复
阿罗瞳目	9	2	由对光反射消失转为迟钝

　　这两表是从西医诊断制出，如前所述，还有中医辨证上认为极有关系的症状没有列入。据我们观察，这些未列入的症状同样有好转，并且它的好转往往走在西医诊断的各项症状之前。例如：头晕、眼花、心慌、手掌心热等先是轻减，在闪痛发作减少或遗尿消失时，四肢均先转暖和恶寒、背寒先退。同时，本病的脉多为弦紧有力，舌尖多红，用了温补肾命法后，脉转滑象或缓象，舌尖红色渐淡。口亦不渴。其中遗精一症影响最大，常会阻止临床进步且使已愈症状因而复发。这些都反映了脊髓痨根本由于虚寒，加上火不归元，浮阳上僭，也显示了地黄饮子能从先天振奋全身功能，并具潜阳息风的作用。

四

　　附录病例两则：

　　病例 1：马某某，男性，35 岁，汉族，河北人，住院号 1707。

　　1953 年秋，开始两下肢大腿部有不定区域的闪电痛，夜间为重，活动后减轻，与气候无关。1956 年 5 月起腰下有麻木感，1957 年起记忆力减退，至年底走路时有踩棉感。先后曾用青霉素、606、914、碘化钾、铋制剂及针灸、穴位封闭等疗法，病情时轻时重，未见明显效果。

15 年前有冶游史，20 年前结婚，爱人 4 个月小产 1 次，足月顺产 5 次，儿女健在。

体检：发育正常，营养尚佳，神志清醒合作，皮肤无黄染、出血点及斑疹，无全身淋巴结肿大，眼睛等圆，右侧瞳孔大于左侧，对光反应较迟钝，运动灵活，其他头部器官未见明显异常，心肺（−），腹柔软，肝脾未触及。音叉感在腰 2~3 间开始消失，位置觉正常，痛觉在两腿股部开始减退，大腿上 1/3 处消失（前侧），荐骨上 3cm 开始减退，臀下部消失（后侧），触觉与痛觉相同，提睾反射及腹壁反射可以引出，跟膝反射消失，Rombery 征（+）。

化验：华氏反应 1∶10（++++），康氏反应（++），快速反应（+++）（1958 年 12 月 2 日）。脑脊液华氏反应（−）（1959 年 1 月 15 日及同年 8 月 25 日）。

印象：脊髓痨。

于 1959 年 1 月 7 日改用中药治疗，当时患者情况，胸闷，两下肢抽筋阵作，走路蹒跚，闭目则摇晃欲仆，阴囊潮湿，会阴部紧迫，遗尿，目视无力，两足不温，口不渴，脉虚细，舌苔薄腻。诊断为血不养筋，肾失作强，阳虚于下，寒湿不化，当予温养下元为主，拟地黄饮子加减。

处方：（略）

方解：（略）

连服 7 剂，疼痛轻减。以后每周诊治 1 次，随症增损，服至 2 月 4 日，下肢疼痛稀减，1 周内仅有两次小痛，两次大痛，遗尿停止，会阴部紧迫感亦减。经西医检查：浅感觉减退部位较前为低，程度亦较轻，Rombery 征（+）。2 月 25 日再经检查，两下肢闪电痛继续减轻，仅有时小痛，遗尿未发，走路步态较前平稳，两下肢发麻及踩棉感减轻，Rombery 征（−），两臀至膝部痛觉减退，两膝以下痛觉消失，音叉觉自脊及两下肢消失，跟膝腱反射消失。按予原方加减，偏重治疗下肢疼痛。4 月 8 日复诊，疼痛渐减，2 周内仅有 4~5 次，其中两次较重，效不更方，仍守前法进治。

5 月 13 日，服中药已 4 月余，步态正常，仅两足底发木，后腰部沉紧已缓解，下肢掣痛两三天 1 次，大痛很少，目视亦转佳。西医检查：瞳孔等圆等大，对光反射存在，触觉两足底消失，痛觉自髋以下减退，仅两臀两大腿后内侧及两足底消失，位置觉好，音叉觉如前，跟膝腱反射消失，走路良好，闭目亦能行路，转弯灵活，Rombery 征（−），单足闭眼站立稍不稳。

9 月 11 日起停药观察，9 月 23 日复查：腰腿仍有木紧，以腰荐部为明显，足底发厚，无踩棉感，2 周来仅有两次小痛，大小便能控制，无遗尿，无阳痿。瞳孔对光反应正常，指鼻、跟膝试验正常，Rombery 征（−），步态稳，提睾及腹壁反射正常，音叉觉膝以下消失，浅知觉腰荐部接近消失，双膝以下迟钝，足部痛觉存在而触觉消失，跖部痛觉消失，被动运动感正常，跟膝腱反射未引出。

10 月 26 日，停药观察已一个半月，在此期间感冒一次，引起下肢持续疼痛两天，其他情况无明显改变。

病例 2：容某某，男性，53 岁，满族，住院号 1921。

因 3 年来下肢闪电痛于 1959 年 6 月 8 日住院治疗。3 年来两下肢在疲劳后常突然发生闪电式抽筋样疼痛，持续 2~3 天好转，痛时甚剧，必须下肢屈曲，影响走路及工作，服止痛药不能完全止住。1 年来两上肢亦发生类似疼痛，近 2 周来上下肢疼痛加重，发作次数增多，走路不稳，闭目不能行走，双足麻木有踩棉感，但无束腰感，有时下肢有蚁走感。两年来小便经常失禁，大便有时失禁，阳痿，无性欲。既往未经过任何"抗梅"治疗。

年青时有两次冶游史，于阴茎头有破溃史，溃疡不痛，经十余天而痊，双侧腹股沟部也有破溃史。从未结婚。

体检：发育正常，营养佳良，神志清醒合作，血压 126/83 mmHg。全身皮肤未见明显异常，颈淋巴不大，淋巴结能触及如蚕豆大，硬无压痛，头部器官大致正常，心肺（−），腹平坦柔软，肝于肋下三指处可以触及，中等硬度无压痛，边缘钝，外生殖器无异常。脊柱及四肢关节活动良好。肱二头肌腱及膝腱反射存在，跟腱反射消失，腹壁及提睾反射存在，巴宾斯基征左侧（＋），右侧（−），浅感觉正常，深感觉及关节位置觉良好，姿态觉正常，音叉觉各关节部良好，指鼻试验正常，跟膝试验两侧（＋），Rombery 征（＋）。

化验：大便有蛔虫卵，脑脊髓液潘氏试验（＋），细胞数 37，中性多核 11%，淋巴 89%，华氏反应 1:8（+++），胶金曲线 5542000000，肝功能检查在正常范围以内。

印象：脊髓痨。

6 月 16 日起开始中医中药治疗，当时主要症状为四肢掣痛剧烈，走路蹒跚，两足麻木，足胫有如虫行作痒，兼患大小便失禁，阳痿。脉细沉紧，右手带滑，舌苔薄白，尖红，口不作渴。按脉沉主内，紧为阴寒，肝肾虚冷，失其濡养固摄之能，影响筋骨阴窍，拟温补肾命，从根本图治。地黄饮子加减：

处方：（略）

方解：（略）

上方进服 1 周后，下肢即觉有力，略能控制步态，走路稍平稳，小便亦觉畅快，但仍有尿床。已见效果，续用原方，服至月底，两足已稍有感觉，而且较前有力，能控制步态，尿床减轻，早上小便后能举阳，下肢仍有轻度闪痛。经西医检查,Rombery 征(＋)，但较前平稳，其他无明显变化。原方继续服用至 7 月 7 日，近 1 周无闪痛发作，走路渐平稳，仍有一两次尿床，再予前方。

7月15日复诊，治疗1个月，药方未变动，已无尿床，未有闪痛发作，步态平稳，能举阳（任何时间都可），且有性憋，但要求不强。至此停药观察，经过20多天后复查，结果病情平稳，Rombery征接近正常。于8月12日后给予加减地黄饮子片调养。

<h1 style="text-align:center">五</h1>

通过上面两个病例可以略约看到，用地黄饮子治疗脊髓痨并不是机械的，首先要认识地黄饮子的重要组成部分，有些不适应于本病的药物应当减去，相对地随着病情的复杂和需要选用其他药物，必须掌握原则灵活运用。更值得注意的是地黄饮子中没有"抗梅"药物，它是在"抗梅"治疗无效后发生作用的，很明显，服用地黄饮子对血清及脊髓液的梅毒反应并无影响，有的病例的血清及脊髓液中已无梅毒反应，治疗后均能导致临床进步。从这一点上我们考虑凡是脊髓神经受到损害的类似病症，只要具有风痱症状，不限于晚期神经梅毒，都可用温补肾命这一方法来治疗。因此，本着敢想、敢说、敢干的精神，我们和某医院脑髓科取得联系，初步尝试治疗了几个不同原因或原因不明的脊髓炎引起的截瘫患者，其中有数例符合我们所说的风痱，也用地黄饮子加减收到了良好效果。这是我们在治疗梅毒型脊髓痨中另一收获，更充分证实了中医对肾和命门的认识，温补肾命能使因阳气虚弱而引起的功能减退等症逐渐好转。兹亦节录病例一则如下，备供参考。

王某某：女性，34岁，汉族，京剧演员，住院号139958。

因逐渐发展之两侧视力不好半年，四肢瘫痪14天，于1959年6月19日入院。患者于1959年2月感冒后，有右侧视力模糊，3天后右侧视力完全丧失，在某医院住院1个月，诊断为球后视神经炎，经治疗后有好转而出院。1959年5月又感冒低热寒战，次日即下肢麻木，以后双上肢疼痛，数日后疼痛感消失，即有四肢瘫痪，双下肢完全不能动弹，双侧视力不好，右侧完全失明，小便潴留，无头痛、呕吐、抽搐等现象，食欲差，大便干燥。既往身体健康，无前述之病患，丈夫有性病史，生育两个孩子均健全。

体检：体温36.6℃，脉搏70次/分，血压110/70mmHg，呼吸16次/分，神志清楚，语言流畅，发育良好，营养欠良，皮肤、淋巴结无特殊发现，颈无抵抗，心肺腹无明显异常。

神经系统检查：双侧视力不好，右侧全盲，瞳孔大小、形状、边缘、对光反射均正常，眼底双侧乳头苍白，右侧更明显，其他颅神经未见异常。双下肢明显力弱，完全不能动弹，无明显肌肉萎缩，四肢腱反射亢进，有双侧病理征，第六胸椎以下有深浅感觉障碍，小便潴留。

化验室检查：血常规，血红蛋白 8g/dL，红细胞 2.81×10^{12}/L万，白细胞 4×10^9/L，中性粒细胞76%，嗜酸性粒细胞2%，淋巴细胞19%，单核细胞8%。尿常规及大便常规均大致正常。腰穿，脑脊液清亮透明，压力正常，通畅无阻，常规尿蛋白（++++）、细胞数及糖均正常。血沉 35~77mm/h，麝香草酚浊度试验9U，麝香草酚絮状沉淀试验（+++），其他无特殊。

入院后，经多种维生素、乌洛托品，B.A.L治疗，亦曾服过中药，膀胱及视力渐有恢复，但锥体束征更明显，从6月底至8月初无明显好转。8月6日开始服中医大夫会诊处方，并配合针灸治疗，逐渐恢复明显，视力基本上完全恢复，眼底视盘苍白好转，四肢均能活动，感觉症状完全消失。到10月23日基本治愈出院，出院诊断为，视神经脊髓炎。（以上系某医院抄录）

我们8月5日会诊时临床所见，主要为下肢瘫痪不用，肌肤麻木不仁，亦不温暖，小便癃闭，大便燥结。结合面色不华，形体瘦弱，语音清晰而低，口干不多饮，舌尖红、苔薄腻，脉沉弱，一派虚寒现象。认为阴阳二气壅于下，虚风虚火扰于上，适合于地黄饮子的治疗。即加减处方，用量比较重，服后无不良反应，连服12剂。8月17日复诊，小便已通利，症状均有好转，口不渴，大便不燥结，原方再服半个月。9月2日再诊，下肢能活动，因胃气宿疾复发，饭后胸宇微闷，原方略予变动。服至9月18日已能下床行动，但觉无劲，原方加入养血而利腰膝之品。10月19日再经诊治，能自病房单独步行至大夫办公室，步态平稳，转弯稍慢，因自动提出出院，为拟滋阴养血，扶阳息风方，嘱其回家继续调养。

六

此次中西医合作，以中医中药为主治疗脊髓痨的疗效是比较满意的。但是我们并不满足于现有的成绩，进一步拟定了1960年的跟进计划，准备积累更多的病例和做出更精密的诊断观察，如增添脑电波、膀胱压力等试验，及联系有关单位进行药物分析和动物实验等，特别是对疗效机制问题需要做深入的研究。

（原载《中医杂志》1960年第5期）

注：这是中医药第一次登上国际舞台的论文。这一可喜成果的获得过程，要追忆到60年前的1958年。1958年底，北京中医学院（现北京中医药大学）附属东直门医院应中国医学科学研究院皮肤性病研究所邀请，成立了中西医共同诊断并以中药为主的协作研究小组，对"晚期神经梅毒脊髓痨"的患者进行治疗。当时印教授任东直门医院医务部主任兼内科教研室主任，东直门医院领导请印教授

负责此项医疗任务。在全面了解患者的病情后，印教授"胸有成竹"，他父亲秉忠公在临床曾使用"河间地黄饮子"治愈了很多类似的患者，并把这一独到的临床经验传授给印教授。所以在当时印教授因既得家传又亲手治好过不少这样的患者，于是大胆、果断地运用"地黄饮子"进行治疗，协作小组先后在北京和天津对多名患者进行诊治，证明取中药地黄饮子治疗此病，可获得良好的疗效，并将治疗效果进行总结。由北京中医学院（现北京中医药大学）和皮肤性病研究所在1959 年 12 月中旬于苏联召开的全苏皮肤科学年会上做了《中医中药治疗脊髓痨疗效观察的初步报告》。报告中指出："中医药地黄饮子肯定是治疗脊髓痨的一个新方法，它在脊髓痨治疗中是一个新方向的研究"，受到与会者的一致称赞。《健康报》《中医杂志》等都争先报道过此事。

（孙启基）

鼻病中医药内治

鼻病是五官科之一，有一部分应在外科手术治疗。故而内服中药的已不很多了，根据本人经验作一介绍。

一、急性鼻炎

1. 风寒型

常见症状：鼻塞，流涕清稀，喷嚏，言带鼻音，咳稀白痰，可伴微热恶寒、头疼。

治疗：祛风散寒。辛夷散加减。

方药：辛夷、白芷、薄荷、藁本、荆芥、防风、白前、桔梗、生甘草、鱼腥草、蝉蜕。

2. 风热型

常见症状：鼻塞，流黄涕，质黏稠，伴发热、恶风、头痛、咳吐黄痰。

治疗：散风清热。桑菊饮加减。

方药：桑叶、菊花、薄荷、苍耳子、辛夷、白芷、桔梗、生甘草、杏仁、桑白皮、蝉蜕、鹅不食草。

二、慢性鼻炎

1. 肺经郁热

常见症状：鼻塞呈间歇性，语声重浊，涕黄浊，头晕胀，咽干，咳痰黄少。

治疗：疏风清热，通窍化湿。苍耳散加减。

方药：苍耳子、薄荷、辛夷、白芷、藿香、菊花、桑白皮、黄芩、蝉蜕、鹅不食草。

2. 气滞血瘀

鼻塞呈交替型，晚间侧卧时下侧鼻塞加重，有时可出现黏性鼻涕，头胀痛，经常须以口呼吸，易致咽干，咳吐稀痰。

治疗：活血化瘀通窍。四物汤加减。

方药：当归、赤芍、川芎、郁金、姜黄、苍耳子、辛夷、白芷、鹅不食草、蝉蜕。

3.湿浊阻滞

常见症状：鼻塞呈持续性，遇寒加重，涕稀薄或呈黏液性，反复发作或伴头胀痛，胸闷便溏。

治疗：健脾渗湿。参苓白术散加减。

方药：党参、白术、茯苓、扁豆、陈皮、山药、莲肉、砂仁、生薏苡仁、桔梗、白芷、辛夷、苍耳子、石菖蒲、蝉蜕、鹅不食草。

三、急性鼻窦炎

中医习称鼻渊，或脑漏、脑崩、脑渊等。鼻窦有几种：上颌窦、筛窦、蝶窦、额窦等，但中医并不强分。重点即在头额、面部的疼痛与压痛以及脓性分泌物。

常见症状：鼻塞常张口呼吸，初起流稀白涕，渐变黄稠，黏结成块，可见眉间、额前、颞侧、颌面、头顶及后枕部等处压痛。

治疗：疏风通窍。芎菊茶调散加减。

方药：川芎、菊花、苦丁茶、薄荷、白芷、苍耳子、辛夷、荆芥、防风、生甘草、黄芩、鹅不食草、蝉蜕。

四、慢性鼻窦炎

慢性鼻窦炎由急性失治或治不得当，迁延时日而致，其特点是头胀痛虽较急性期为轻，但头昏明显，鼻涕臭秽，甚则呼出臭气，嗅觉减退。

常见症状：鼻流浊涕，长时不断，一般以上午为多，黏稠涕与黄臭涕可交替出现。涕多时鼻塞，出涕后可暂通，并前额胀闷亦可缓解，头昏脑胀，思维退钝，鼻根酸胀，嗅觉和记忆减退，遇风寒则鼻塞甚而涕多。

治疗：益气排脓。玉屏风散加味。

方药：黄芪、白术、防风、生薏苡仁、熟附片、败酱草、辛夷、白芷、苍耳子、生甘草、桔梗、枳壳、赤芍、蝉蜕、鹅不食草。

五、萎缩性鼻炎

常由慢性鼻炎转致。鼻窍黏膜、骨膜，干燥枯萎，鼻窍宽大，鼻干咽燥，有大量黄绿色鼻涕积存，结痂恶臭，嗅觉障碍，严重的可成鼻臭症，令人难近。

治疗：养阴润燥。增液汤加味。

方药：玄参、生地、麦冬、首乌、龟板、牡蛎、川贝母、赤芍、桔梗、枳壳、生甘草、鹅不食草。

六、过敏性鼻炎

过敏性鼻炎最多见的是：对风寒过敏，接触风寒便鼻痒鼻塞、频打喷嚏、流清涕，阵发或反复发作。

治疗：消风脱敏。消风散加味。

方药：羌活、防风、荆芥、川芎、厚朴、陈皮、生甘草、僵蚕、蝉蜕、藿香、苦丁茶、苍耳子、薄荷、辛夷、白芷。

（原载《中华中医药杂志》2013 年 10 月第 28 卷第 10 期）

注：1995 年春季，印会河应美国"中国医学研究院"的邀请，去旧金山讲学。时值当地出现"花粉病"，故邀请方提示，希望能讲授用中医药治疗花粉病的内容。因此，印会河作了《鼻病中医药内治》的演讲，深受欢迎。并在国外开展了医疗工作（包括治疗鼻病等）获得好评。

（孙启基）

从肝论治前列腺肥大

西医学所述的前列腺部位，正是中医足厥阴肝经循行所过之处，因足厥阴肝经循股内侧入阴毛，下行环绕阴器，故将其归为足厥阴肝经之属。而因前列腺组织不断增生肿大，压迫尿道所引起的"癃闭"，可视作肝经瘀积所致；老年人前列腺肥大，常由肾脏精气亏损，阴阳失和，经脉不利，相火妄动，煎熬津血，致使痰凝瘀阻，滞结肝经而成。治疗应针对肝经结肿这一基本病理，用疏肝散结之法。基本方为柴胡、牛膝、当归、赤芍、丹参、牡蛎、海藻、昆布、海浮石、玄参、贝母、夏枯草、肾精子。方中当归、赤芍、丹参养血活血，调理肝经，疏通经脉；柴胡疏肝解郁，条达气机，引药入于肝经；牡蛎、海藻、昆布、海浮石、玄参、贝母、夏枯草、肾精子软坚消积，消除瘀积肿块；牛膝引药下行，使之直达病所，发挥药力；肾精子颗粒甚小，取胶囊装吞或以龙眼肉包裹，可防止肾精子黏附留在牙缝中，不能发挥药力。服用此方可使瘀积得消，经脉流通，尿路通畅，癃闭之证乃因之而愈。经临床反复验证，疗效堪称满意。

病例：患者，男，78岁，1980年初诊。

素有高血压病史，又患小便淋沥不尽多年。1年前，因突然不能排尿而急入北京某医院，经检查诊断为"老年性前列腺肥大"。因血压高不适于做手术，故做留置导尿管处理，并建议求治中医。经多方医治，效果不显。导尿管长期留置，常诱发尿路感染，故于1年之中，几经住院治疗，甚感痛苦。患者形体消瘦，精神萎靡。舌苔黄腻，脉弦，重按有力。鉴于西医诊断已明，属于块阻为患，乃投以疏肝散结方：

柴胡10g，牛膝10g，生牡蛎（先煎）30g，丹参15g，当归15g，赤芍15g，海浮石（先煎）15g，海藻15g，昆布15g，夏枯草15g，玄参15g，川贝粉（分冲）3g，肾精子5粒以桂圆肉包裹（于第一次服时吞服）。

一诊：诉服药2剂后，自觉诸症减轻，并有排尿感，服3剂后，取出导尿管已能自行排尿。5剂服毕，尿道通畅无阻。患者自知有效，又照原方进服5剂，共服药10剂，多年之苦告愈。多次随访，未见复发。

（原载《中国乡村医生杂志》2000年第7期）

中医药治疗头痛的经验

（在日本东京、大阪讲学的原稿）

头是"诸阳之会"，其意思是双重的：①头在人躯体之上端，上为阳，故人体之阳气均交会于头；②人体的三阳经脉都上交于头。事实上还不限于三阳经，即三阴经之病也可以致人头痛。不过三阴头痛，终究不如三阳为多。有人说三阴无头痛，为厥阴有之，这句话并不确切。因少阴、太阴病中，同样可见有以头痛为主的疾患。

头痛首分外感与内伤，外感头痛，多在三阳；而内伤头痛，则以三阴经为多。总的来说头痛之病，是十分常见、多见的。要能很好地把头痛讲清楚，是要费好多篇幅与时间的。今天只能扼要地把几种常见的头痛病提出来和各位商量商量，是否得当，还请多提意见。

一、流行性脑脊髓膜炎、流行性乙型脑炎头痛

流行性脑脊髓膜炎、流行性乙型脑炎头痛多在太阳经，与总督诸阳的督脉亦有关系。因为太阳经脉是夹脊上行，而督脉又是沿脊骨上行至头的，故此二病的头痛常以后脑及项脊为主，并多见项强抽搐和角弓反张等症，脑脊髓受病最多，故失治或治之不当，就导致神志不清及感官、四肢不用等症。中医治疗，使用羌活、藁本等引经药是主要的，但更重要的是要清泻火热。我最常用的方药是以龙胆草为主的方剂。因督脉是奇经八脉之一，病属热者多与肝有关。龙胆草15~21g，清泻督脉之火；栀子15~21g，泻三焦火热；大青叶30g，清解热毒；葛根30g，治项强，解肌清热，保护脑脊；黄芩15g，清泻火热；生地15g，生石膏30~45g，滋阴，清气血之热，以上是为主的。见神昏就加用菖蒲9g，开窍通灵（或鲜者30g）；昏迷程度深的配合三宝（安宫牛黄丸、局方至宝丹、紫雪丹任择其一）一起，用以清心泻热；便结不通加芦荟以润肠通便（因此药太苦可以更衣丸3g吞服），如无芦荟制剂，即直接用大黄9g入煎(后下)，以通肠利便；抽风及角弓反张等深重者可加钩藤30g，镇定肝风；抽搐不止者再加羚角末1g（药汁送服），以清肝定风。如此治疗效果是较好的，在农村及医药尚未普及的地方，屡用不爽。

二、鼻病引起头痛

鼻病包括鼻窦、鼻道等炎症引起的头痛，其痛多在面王及前额之部，因阳明之脉布于面，故其病多属阳明经，并常见鼻塞流涕（包括清涕及浊臭涕在内），有时痛连齿牙、眉棱及目内。此类病用白芷、葛根等引入阳明经是重要的，但更重要的是要宣散风热、清热解毒。芎菊茶调散是基础方，其中：川芎 10g，理血除痛、引药入头；菊花 10g，苦丁茶 12g，荆芥 9g，薄荷（后下）3g，辛夷 6g，苍耳子 12g，夏枯草 15g，散风热治鼻炎；僵蚕 10g，蝉蜕 10g，镇肝息风。如鼻流脓液甚多，则配合排脓的枳实 10g，赤芍用之效果亦不差。

三、三叉神经痛

三叉神经痛是比较顽固的，是中西医比较"挠头（闹头）"的一种病，因其痛在头之两侧或一侧，故中医多按少阳头痛治。口苦和恶心呕吐是它的常见兼症。治疗的主方是清空膏。方中的柴胡就是引药力入少阳的引经药，一般用10g；黄芩清上焦之火热用 12g；黄连 6g 泄热消炎；川芎 10g 理血去痛，引药力上头；苦丁茶 12g，夏枯草 10g，清散风热。痛之甚者可配芍药 30g，甘草 15g，用之取其舒挛解痛；病久入络加虫类药以搜剔经隧之邪，如䗪虫（土鳖虫）10g，水蛭 10g，蜈蚣 3 条，地龙 15g，全蝎 6g，任选用之，效果尚可。

四、神经官能症头痛

神经官能症头痛多因失眠、乱梦，大脑休息不好引起，中医又叫痰厥头痛。其症烦躁易怒，有时恶心欲吐或竟为呕吐痰涎，头痛重在后脑，有时满头昏疼。这种病中医认为由情志所伤、痰火郁结引起，由于痰为湿所生，脾恶湿又是运化水湿之脏，故这种头痛要把它概括在太阴头痛之内，治疗之法首重燥湿化痰，导痰汤为主方。其中用半夏 10g，南星 6g，除痰燥湿；陈皮 10g，枳实 10g，理气以除痰湿；茯苓 15g，利湿以除生痰之源；若肝气不舒可加柴胡 10g，以疏肝解郁；火郁于内加黄芩 10g，龙胆草 10g，栀子 10g，以泻火除烦；失眠严重加珍珠母（先下）30g、龙齿（先下）30g 以镇静安眠；大便不通加大黄 6g，以通肠泻火。这种神经官能症头痛甚易由量变到质变，成幻觉频繁、狂躁烦乱，或抑郁蒙昧的精神分裂症，治疗之法仍是除痰为务，不过药力需要加重而已。

五、高血压头痛

高血压头痛，头疼痛部位及重在后脑之部，连及后项。与督脉经有关，病及属肝，源于肝火引起者多，故亦为厥阴头痛。火属阳，阳主升，故本病常见头重脚轻、头热足寒、头晕腿软、睡少梦多（肝火扰心）等症。治疗之法，首直清泄肝火，最常用龙胆泻肝汤的加减法：

龙胆草 10g，栀子 10g，黄芩 10g，柴胡 10g，生地 10g，车前子 12g，泽泻 15g，木通 10g，夏枯草 15g，青葙子 15g，苦丁茶 10g，赤芍 30g。大便干结者加大黄 6g。

方中龙胆草、栀子、黄芩、柴胡，同有清泄肝火之用；生地、赤芍，凉血和阴；车前子、泽泻、木通，利湿清热，引火下行；苦丁茶、夏枯草、青葙子，散肝热、降血压。一般血压下降，则头痛即减。

六、外伤头痛

外伤头痛，多有脑震荡后遗症缘起，患者一定要有外伤史。其症状头痛如裹，口干不欲水，胸脘胀闷，视力减退，健忘，大便时干。对这种病的治疗，一般不离理伤活血。因为有伤就有瘀，祛瘀之法又常作治伤之方。我最常用的是以复元活血汤为主的加减方，方中花粉 30g，红花 10g，当归 15g，是祛瘀活血的，用以治伤，甚为合适；穿山甲 10g，䗪虫（土鳖虫）10g，能化久瘀、搜剔经隧；桃仁 10g，大黄 6g，能破血并能通大便；川续断 10g，补骨脂 10g，能续骨理伤，这是最常用而有效之方。

其他如少阴头痛、厥阴头痛，临床亦有所见。例如巅顶作痛，这是厥阴头痛。有一部分头痛连目，就是属于手少阴心火上炎的，但这类病在临床上并非常见，不属于常、多、普范畴，故而从略。

以上是我对头痛临床常见病的一点经验与体会，讲得非常肤浅，谢谢各位。

（此稿被收录于《中医内科新论》中）

治疗失眠十法

失眠亦称不寐。是指经常性的睡眠减少，包括睡眠不实、乱梦纷纭、入睡困难、寐而易醒、时寐时醒、睡眠浅短、醒后不能再度入睡，甚至通宵不能成眠等。

历代医籍对失眠的病因、病机、治法论述颇多，但由于就诊患者症状繁杂，临证时多难以一一剖析，故失眠为临床常见而难治症之一，我在临床治疗失眠多中医辨证与西医辨病合参，现将自己治疗失眠的体会归纳如下，供同道参考。

一、除痰降火

本法适用于痰火郁结，内乱心神而失眠之证。症见：失眠乱梦、心烦易怒、头昏脑胀或头痛、胁胀脘满、白昼困倦思眠但不能眠、夜来无眠，脉弦滑或数、舌略红、苔白腻或黄腻，可伴便干、多思善虑等。西医多诊断为神经官能症。或症见失眠、狂乱，甚至登高而歌、弃衣而走、打骂叫号、不辨亲疏、幻觉，可伴有便秘等。舌红、苔黄、脉滑数。西医诊为精神分裂症。立法：除痰降火。方用柴芩温胆汤加减：柴胡20g，黄芩12g，半夏12g，青皮10g，枳壳10g，制南星6g，竹茹12g，龙胆草10g，栀子10g，合欢皮15g，夜交藤30g等。

方中柴胡、黄芩、龙胆草、栀子清泄肝胆郁火以安心神；半夏、竹茹、南星清降痰热；青皮、枳壳降气以除痰火；合欢皮、夜交藤安神利眠。诸药合用则痰除、火降、心静、神安。失眠而有精神分裂症者于此方中加用菖蒲10g，远志6g，既能豁痰开窍，又能宁心安神；加莲子心3g清心泻火，对于狂乱、烦躁不安者较为适宜。或酌情加服礞石滚痰丸每日上午一次，服量依说明。若经服西药镇静安神剂后精神萎靡不振者可酌加厚朴10g，槟榔15g，草果5g。

二、活血化瘀

本法用于外伤后瘀血内停兼见失眠者。症见：失眠、眩晕、头部压迫感、健忘、口干不多饮、舌质紫暗、脉细涩。西医多诊断为脑外伤后遗症。立法：活血化瘀。复元活血汤加减：柴胡10g，天花粉15g，当归30g，炮甲片1g，桃仁10g，红花10g，大黄6g，水蛭10g，川芎10g，赤芍30g，王不留行10g，骨碎补10g，自然铜（先下）5g，花蕊石（先下）30g等。

本方用桃仁、红花、柴胡、当归、赤芍、川芎、王不留行以理肝经血瘀；穿山甲、水蛭化久瘀，理伤损；大黄破血结；天花粉生津理血；骨碎补补肾坚骨，活血疗伤；自然铜行血，散瘀止痛；花蕊石专入肝经血分化瘀血。共奏活血化瘀之功。

三、清肝泻火

本法用于肝火上炎或肝胆湿热，火热内郁，扰乱心神而失眠者。症见：失眠多梦、心烦易怒、掌烫尿黄，或见大便干燥不爽、头痛或晕或胀、耳鸣、舌红、苔黄、脉弦数有力。西医诊断多为高血压病。立法：清肝泻火。方用龙胆泻肝汤加减：龙胆草10g，栀子10g，黄芩10g，柴胡10g，车前子（包）10g，泽泻15g，木通10g，苦丁茶10g，川续断10g等。

方中龙胆草、栀子、黄芩、柴胡以清肝泻火；泽泻、车前子、木通引肝火从小便去之；苦丁茶散风热郁火，并有降血压之功；川续断补肾使气血咸趋于下，使上下平衡。如有大便干燥者加大黄9g，炒决明子30g，泻热通便。

四、平肝潜阳

本法用于肝阳上亢兼有心神被扰者。症见：少眠、头胀眩晕、面色潮红、便干口渴、口苦心烦、性情急躁、两腿无力、舌质红、苔黄、脉弦数。证属上实下虚。西医诊断为高血压病。立法：平肝潜阳。方用天麻钩藤饮加减：天麻10g，钩藤15g，珍珠母（先下）60g，菊花10g，白蒺藜15g，龙胆草10g，川续断10g，青葙子15g，苦丁茶10g，夜交藤30g等。

方中天麻、钩藤、菊花、白蒺藜、龙胆草、苦丁茶、青葙子平肝潜阳息风；珍珠母镇肝定风；川续断补肝肾，引气血下行；夜交藤安神利眠。诸药合用可达到镇肝潜阳安神的作用。

五、清泻肝胆

本法适用于肝胆郁热上攻头目，内扰心神所致失眠。症见：眠差伴头晕目眩、羞明、耳胀耳鸣、口苦，甚则恶心呕吐、苔白腻或黄腻、脉弦。西医诊断多为内耳性眩晕者。立法：清泻肝胆。方用清泻肝胆方（自拟方）：柴胡10g，黄芩15g，半夏12g，青皮10g，枳壳10g，竹茹12g，龙胆草10g，栀子10g，大青叶15g等。

方中柴胡、黄芩、龙胆草、栀子清泻肝胆；半夏、竹茹清除痰热而和胃；青皮、枳壳下气降火而降痰热；大青叶清热解毒消内耳之炎症。

六、疏肝解郁，软坚散结

本法多用于肝郁不舒，内结坚块伴有失眠者。症见：睡眠不佳、心烦易怒、胁肋不舒、两乳胀痛等。颈部可见瘿瘤，或乳房内结坚块。舌苔白或黄、脉弦或数。西医诊断多为甲状腺肿、甲状腺功能亢进，或乳腺增生者。辨证属肝经积聚。故宜疏肝解郁，软坚散结。方用逍遥散加减：柴胡10g，赤芍30g，当归15g，丹参30g，川贝粉（分冲）3g，玄参15g，夏枯草15g，海浮石（先下）15g，海藻15g，昆布15g，合欢皮15g，夜交藤30g等。

方中柴胡疏肝理气；赤芍、当归、丹参养肝理血；川贝、玄参、夏枯草、海浮石、海藻、昆布疏肝解郁，软坚散结；合欢皮、夜交藤利眠安神。如有心烦懊侬、阵汗阵热者加栀子10g，豆豉10g；如乳腺增生两乳胀痛或胁肋不舒者（如肋软骨炎等）可加蒲公英30g。

七、疏肝解郁，和胃制酸

本法多用于胃不和夜眠欠安者。症见：胃脘胀痛、烧心、吐酸、胃中嘈杂不适、大便偏干、夜眠欠安，舌苔黄、脉弦。西医诊断为消化性溃疡。立法：疏肝解郁，和胃制酸。拟大柴胡汤加减：柴胡10g，半夏12g，黄芩12g，枳壳10g，赤芍30g，大黄6g等。

方中柴胡、半夏、黄芩、枳壳疏肝理气，和胃降逆；赤芍调血柔肝，缓急止痛；大黄可通腑。诸药合用而收调肝和胃，胃和卧安之功。

八、滋补肝肾，调和阴阳

本法宜于肝肾两虚、阴阳气血失调者。症见：失眠、心烦易怒、阵汗阵热等，舌苔白或黄、脉细。西医多诊断为更年期综合征。立法：滋补肝肾、调和阴阳。用二至丸加减：旱莲草15g，女贞子12g，稆豆衣10g，桑椹子30g，五味子10g，白芍15g，当归15g，柴胡10g，巴戟天10g，黄柏15g，知母10g，夜交藤30g，合欢皮15g、炒枣仁15g等。

方中旱莲草、女贞子、稆豆衣、桑椹子、五味子滋补肝肾；白芍、当归养血调肝；柴胡疏肝理气，调畅气机；巴戟天补肾壮阳；黄柏、知母滋阴降火；茺蔚子调血凉肝；合欢皮、夜交藤、炒枣仁养心安神利眠。诸药合用肝肾两补，气血阴阳俱调，养心安神。

九、益气补血，养心安神

本法适用于心气虚、心血不足者。症见：睡眠短浅、少气懒言、神疲乏力、心慌，或有盗汗、多梦易惊、苔少、脉虚细少力。西医可诊断为各种贫血或某些慢性病。立法：益气补血，养心安神。用养心汤加减：柏子仁12g，生甘草10g，太子参30g，黄芪15g，茯苓15g，远志6g，炒枣仁15g，桑椹子15g，夜交藤30g，合欢花10g，五味子10g，分心木3g等。

方中黄芪、太子参、茯苓、甘草健脾益气；桑椹子、五味子、炒枣仁滋阴补血，养心安神；柏子仁、远志、夜交藤、合欢花宁心安神利眠；分心木宁神定志。诸药合用而补气益血，改善睡眠。

十、养心益肾，镇惊安神

本法用于心血虚、肾精不足者。症见：失眠、健忘、心悸、头晕、多惊善恐、苔少色黄、脉弱。西医诊断可为某些慢性疾患。立法：养心益肾，镇惊安神。方用孔圣枕中丹加味：龟板（先下）30g，龙骨（先下）30g，远志6g，菖蒲9g，柏子仁15g，炒枣仁15g，夜交藤30g，合欢花10g等。

方中龟板补肾填精髓以充脑海；龙骨敛心气以安神；远志、菖蒲养心安神，豁痰开窍；柏子仁、酸枣仁、合欢花、夜交藤补心养肝，敛心气以利睡眠。

（原载《中日友好医院学报》1989年第3卷第3期）

注：在中日友好医院期间，印教授十分重视应用高科技手段传播中医学术。1987年，他把自己治疗失眠数十年的临床经验加以总结，分成若干类型，与某软件公司合作，创立了治疗失眠的专家系统软件，所设方药疗效显著，在新加坡展览获得好评。1995年印教授在美国讲学及医疗中，用这些方药也取得了很好的疗效，发表在《中日友好医院学报》1989年第3卷第3期上的《印会河教授治疗失眠十法》就可说明问题。

（孙启基）

谈方说药

中医方剂研究途径和方法的探讨

关于中医方剂（复方）的研究，近年来已有文献评述。最近，我们也讨论了中医方剂的研究问题。考虑到文献和我们自己的经验，我们将从下列几方面开展工作。

第一，评价方剂的临床疗效：目的是要确定，这一方剂对哪些证有效，有效率又是多少。还要研究这些有效的证，用西医学诊断是什么病，有哪些物理的或化学的观察指标的变化。这样做就需要方剂固定，一证一方。我们在过去基本上已是这样做了。今后还需要加强这方面的工作，同时一定要有西医的必要的配合。

第二，剂型的改革：目前大多数方剂的剂型是用饮片煎煮的煎剂，量大、味苦和使用不方便，患者多不愿长时间服用，尤其是儿科患者。因此，我们应该研究提供颗粒冲剂或浓缩的水液剂，既方便患者，又有利于吸收。在做这种制剂时，我们要选用道地药材，要按中医传统的炮制和煎煮方法。我们还要进行一定的药化和药理分析，以确定这种制剂与原水煎剂的主要化学成分和 / 或药理作用保持不变。

第三，有效成分和药理作用机制研究：在上两项工作取得结果后，就将对这一方剂的疗效机制进行研究。这主要是对方剂和其各组成药物进行化学成分的分离提取和分析比较，由粗至精，希望最后能得到单一的化学成分。对方剂和其各组成药物以及提取分离的化学成分，在正常和病理模型动物上进行药理作用的观察。观察的指标力求接近临床所观测的指标。对有药理活性的化学成分进行作用机制的分析，对单一成分还可进行分子药理学水平的研究。在对有活性的化学成分，进行单个的或组成复方的药效学、药动学和必要的毒性观察后，可对正常人和患者做观察，确定其作用和效果。

第四，新的剂型研究：对有效部分（如总皂苷、总黄酮或总生物碱等等）或单一成分，进行单个的或组成复方的剂型的研究，制出发挥药物最好效果的、使用方便的剂型。

第五，新的药物类型的研究：对有活性的单一成分，在确定其分子结构后，将进一步研究其结构与活性的关系，合成新的结构，找出新的活性更强的药物。当然，对此我们不能作过高的期望。

　　总之，这是一件相当艰巨、困难而且复杂的工作。我们准备先选定几十个方剂进行临床疗效观察和初步的剂型改革，然后从中挑选几个方剂进行深入的机制研究。

　　通过这样的工作，我们希望：①有助于对中医某些证和某些方剂的研究，了解证的实质和方剂作用机制，使这些方剂使用得更为合理和准确，从而提高对某些证的疗效；②有助于探索中西医结合的途径，在理论上和临床应用上逐步实现中西医结合。

（原载《中西医结合杂志》1984 年第 4 卷第 10 期）

论大、小柴胡汤

柴胡汤分大小，是东汉名医张仲景在《伤寒论》中肇始的。两方中的柴胡、半夏、黄芩、生姜、大枣等5味药是相同的。此外，大柴胡汤中配用了大黄、枳实、芍药以荡实通便，通行气血。而小柴胡汤则伍以人参、甘草，取其补气益脾。此两方虽同以柴胡名方，但从药物的具体组成分析，其间有虚实之分。故前人有认为两方的治疗对象，虽同为少阳之证，但有经、腑之分。盖以"经者径也"，是分布在全身，用以区分病症的界线。而腑则是"府库"的意思。府库虽然是存放物品的所在，但必须是有纳有出，传而不藏。经过反复思考，笔者认为小柴胡汤用参、草，重在扶正，或为扶正以祛邪，而大柴胡汤中的枳实、大黄，则重在祛邪，或为祛邪以扶正。两方用在病证上有明显的正虚或邪实的界限，是必须区分的。但病在虚实不明，且显有阴阳逆乱，寒热交争的"少阳证"时，用柴胡汤则不必强分其大小，而直接以柴胡、半夏、黄芩等三味药作为基础方药而随证进行加味（方中生姜、大枣如无必要，包括大、小柴胡汤，均不选用此二味药，因生姜温胃，大枣补脾。如脾胃未病，则不必兴无用之师）。用以治疗外感热病和内伤杂病中的多种疾病，收到不少可喜的疗效。现已作为笔者"抓主症"方剂，在临床"见此症即用此方"，可以不须再作重大加减而往往取效。下面报道笔者使用柴胡汤加减作为"抓主症"的典型病例，以资说明。

一、外感热病中以寒热往来为主症的

治疗外感热病，即急性发热病。凡见患者以自觉寒热往来症状为主的，一般都使用柴胡汤（柴胡10g，半夏10g，黄芩10g，成人量，老弱幼童随减，以下同）作为基础。见发热（不论高热或低热）即加生石膏（先煎）30g，以清肌热。大便超过二日不行者，即加生大黄（后下）6g，以通便泄热。有咽痛、鼻塞等"上感"症状，即加山豆根30g，鱼腥草30g，以清热解毒。无汗加薄荷（后下）3g，以辛凉发汗。一般疗效甚好。附典型病例二案。

例1：关某某，女，10岁。感冒高热，每天体温高峰达41℃以上，曾住北京市某医院儿科病房9天。选用青霉素、链霉素及其他抗菌消炎药物多种，病情不退，且有加重趋势。检查血沉100mm/h，该院诊断为风湿热，进行阿司匹林解热治疗。但体温仍不退，且汗出日多，精神疲惫特甚。病儿家属建议请中医会诊，因病儿家长与余有旧，乃延余往医院诊视。当见病儿消瘦面容，汗多面垢。谓初起时即自觉寒热往来、咽痛、胸胁苦满、身痛头昏、腹满、大便不行，病已十有余日，脉数、舌红、苔干。按脐旁有块垒如条索状。当根据腑实不通情况，确定其羁热不解，端由大便不通，邪热无外泄之路所致。欲彻其热，当先通便。外有少阳证之寒热往来及全身高热、汗出等情，非柴胡汤加清热解毒不为功。故投以柴胡汤加减治之。方用：

柴胡9g，黄芩9g，半夏9g，生石膏（先煎）24g，鱼腥草24g，山豆根24g，生大黄（后下）6g。

药入一剂，大便即行，汗止，体温降至38.2℃。续用原方一剂，体温即恢复正常。再检查血沉，已降至正常值范围。从此病儿即恢复健康。风湿热的诊断，似不存在。

例2：某女（姓名不详），成年，国际友人。因其爱人在我院学习，探亲前来，不久即感冒发热，延已一周。经其爱人之同学投用小柴胡汤加石膏（有参、草）治疗，数进未愈，乃邀余往诊。诊其脉症，确实是一派小柴胡汤加石膏之证。唯见其舌中微黄而干，乃询其大便情况，知其自发热以来，大便一周未行，切其腹，脐旁似有条状物应指，此为少阳里实，邪无出路之征，乃循用前方，去参加生大黄6g，服一剂，得便，身热寻退，病愈。

二、顽固失眠心烦、梦扰

笔者治疗顽固失眠、心烦、梦扰、头痛，甚至狂癫等证，一般即认为是少阳胆经热证，引动神魂不安。无论西医诊为神经官能症或精神分裂症，治疗时基本以柴胡汤加减治之。意在清降胆热，宁神安寐，其常用方药如下：

柴胡10g，黄芩12g，制半夏12g，青皮10g（大便不实者用陈皮），枳壳10g，竹茹12g，龙胆草10g，栀子10g，制南星6g，珍珠母（先煎）30g，礞石（先煎）30g，夜交藤30g，合欢皮15g（按：此方中的青皮、枳壳是行气除火之用，因本病多由七情动肝，气郁化火所致；龙胆草、栀子泄热燥湿，以避免火邪蒸湿生痰；礞石、珍珠母、南星镇定除痰；夜交藤、合欢皮和合阴阳以助寐。精神分裂症幻觉明显或癫痫狂躁者，即加用礞石滚痰丸每次10g，重症可加至30g，每日上午服一次，效果亦相当满意）。现举例如下：

例1：杨某某，女，17岁，高中学生。睡眠欠佳、经常多梦、头痛，近月来心烦倍增，不能看书学习。渐至胡言乱语，不辨亲疏，大便日久干结，三四日不能一行。诊脉弦数有力，舌红苔黄。根据病情，确定其病为气火郁结生痰，痰火内郁于胆，乃投柴胡汤加减如上法，同时加用礞石滚痰丸。服后大便畅通，火热随降，睡眠好转，乱梦较轻，躁狂逐减。服药一周，神志已基本清醒，续用前方两周，患者一切正常，乃恢复入学上课，按期完成学习任务，从未复发。

例2：陈某某，男，成年。因失眠多梦而致头痛、心烦、目瞑，恶闻人声，恶心欲吐，频频唾沫（不咳喘，自云此沫似从鼻后来者），历经上海某医院急诊多次，曾注射吗啡之类药物，但头痛始终不除。疼甚则喜用物捶扑其头，借以缓解与转移痛觉。经诊得其脉弦滑逾恒、舌苔厚腻。乃投用上方（当时市上能买到龙齿，故未用礞石，而易以龙齿。礞石、龙齿同有镇痛安寐之用，用量略同），服3剂后，头痛若失，睡眠有增，续以前方投之，又3剂。则饮食起居一如平时，嘱其节劳顺变，特别在睡前注意减少脑力负担，病情一直稳定，未闻复发。

三、旋晕耳鸣

旋晕，即旋转性眩晕，其伴有耳鸣者，一般多为内耳性疾患，发作时除视物运转、两目羞明等症状外，尚可发生剧烈呕吐，不能动作。此病一般多为胆经痰热上升，循经入耳，造成无痰不作眩的旋晕。治疗亦以柴胡汤加减治之。其常用方药如下：

柴胡10g，黄芩10g，制半夏12g，青皮10g，枳壳10g，竹茹12g，制南星6g，龙胆草10g，栀子10g，蔓荆子12g，苍耳子12g，大青叶15g（按：此方除痰清胆，悉同上述方意。唯本病最不利于镇定药，故舍而去之）。本方用蔓荆子能升清气以上行，苍耳子能消除耳鼻炎症，大青叶清热解毒。此症常因感冒诱发。此方亦为经常使用之抓主症方，一般效果甚好。现举例如下：

例1：徐某某，女，成年。患旋晕已两年余，平素耳鸣，头胀而昏，不能坐立，发则视物昏花，地覆天翻，呕吐羞明，不能下地活动，更不能自理生活。余参加医疗队在石家庄地区工作，分配在县医院门诊医疗。患者乘车前来，并由其家属二人扶持进诊室。余诊其脉滑苔腻，乃根据无痰不作眩的理论，投以清泄胆经痰热之柴胡汤加减如上方，令服3剂。但仅服2剂，而病已霍然。不但自能起立行走，且觉耳目聪明，为病后两年来所未有。续用原方3剂以善其后。月余未见复发。但远期疗效，则因医疗队撤离该地，无从得知。

例2：周某某，女，成年。突发旋晕呕吐，双目羞明，发病时病势较重，不能言语，目瞑，气息低微。病者因其夫远出，无法来医院急诊。后由其女儿来院要求出诊。既至，则见病榻衣被狼藉，床下悉为呕吐物，询之，知因旋晕耳鸣等所致。属内耳病所造成。遂投用上方，令服1剂，至次日午后，病者即能步行前来门诊，自我介绍为昨天卧床不起之旋晕患者，服药后不久，即旋晕停，呕吐止，一宵熟睡，今已霍然矣。余令其停药观察，保留原方，以备在犯病时再服。后因工作移动，远期疗效未明。

四、胆道病

我治疗胆道病一般可包括胆囊炎、胆结石和胆道感染等，基本上都以柴胡汤为主，特别是选用大柴胡汤中的药物为多。常用方药为：柴胡10g，法半夏10g，黄芩12g，赤芍30g，枳壳10g，大黄6g，广郁金10g，茵陈30g，川金钱草60g（按：此方除赤芍活血缓痛，枳壳行气，大黄通肠泄热以外，郁金、茵陈、金钱草等均有较强的利胆作用）。一般胆囊炎、胆道感染常加蒲公英30g以助消炎清热。胆结石则加元明粉（冲服）10g，鸡内金10g，以助化石软坚。若胆道感染反复发作或经培养出现大肠杆菌感染者，则北柴胡加至30g，五味子10g，此二药合用有杀灭脱离大肠的大肠杆菌的作用，一般疗效甚好。现举病案4例于下。

例1：某县医院外科病房同时收住急性胆囊炎待手术患者4人。均经该医院确诊，并均出现较明显的黄疸，如尿黄、皮肤黄染、巩膜发黄等。我因参加农村医疗队适在该县培训中医，并由该县医院邀请会诊部分住院患者。此4位患者即同时进行会诊。因诊断已明，见症亦基本相同，余即按上述治胆囊炎之方，未予过多加减，只加生牡蛎30g先煎，以消肿软坚，同时给4位患者服用。其中3位患者身体强健，在服药3~5剂时，全部症状消除，康复出院。但有1位患者，素有胃下垂病史，身形羸瘦，正气较差，虽在服药后胆病症状消除，但又出现了胸膜刺激症状。故改用行瘀肃肺之法。共服药11剂，病愈出院。

例2：张某某，女，成年。患慢性胆囊炎年余，发作时便燥呕吐，不能饮食，胆囊部肿如鸡卵，望之可见，手不可触近。医药屡投未能控制其症状，每发必旬余始行缓解。余接诊后，根据病者口苦、胁痛苔腻，认为病因肝胆湿热引起。投用上述柴胡汤法，大便泻下数次，胆区即肿消痛止，临床症状很快消除。仅重按胆囊区时，尚有余痛。此后，患者每有轻微发作，即服上方一二剂，能很快消除症状。

例3：唐某，女，56岁。某县医院外科住院患者。患胆石症，准备手术。但因年老体弱，更兼有严重心脏病，心衰脚肿，行动气喘等情，医院外科大夫投鼠忌器，不敢动刀，采取保守治疗，症情又趋严重。值余参加医疗队在该院带领西医学习中医班实习，由院方邀余会诊，初思患者邪实正虚情况，贸然用攻，心有不释，继思患者住院，抢救条件较好，纵有虚脱等情，医护严密观察，亦不至偾事，乃奋除恶务尽之决心，冀有病则病当之，虽峻剂可无损于正气。因投上方，服1剂。在晚间大便狂泻十余次，患者自觉痛势已减十之七八。再服1剂，痛已悉除，泻反不甚，所有胆石症状，均已消失。后在便盆底发现有沙粒状物，倾动有声，后经唐山市某医院化验。认为该沙粒状物即为胆石，属泥沙型之一种。此型胆石，最不利于手术治疗，因胆道余沙不易冲洗净尽。建议继续服中药，以清余患。后乃减轻用量，服十余剂后出院。心衰问题，不但不影响使用中药攻下治疗，且利胆排石后，心衰亦日有改善。

例4：李某某，女，成年。患胆道感染年余，经常低热，右胁痛引肩背，体困逾恒，全身轻度浮肿。迭经中西医药物治疗，迄未获效，求治于余。根据其口苦、胸胁满痛、上引肩背等情，并经西医检查，发现为胆道大肠杆菌感染为患。乃投用上方（重用柴胡及五味子），连续服药近半年，症状乃得全部消失，观察数年，经过一直甚好。现已相隔十载，从未再有前证发作。

五、胃酸过多、胃痛、大便干燥

治疗胃酸过多的胃痛或仅酸多烧心而胃不痛者，一般只见大便偏干，就使用柴胡汤加减治疗。其意是取"肝经郁火吐吞酸"之意。便实则其证多实，宜从腑治而治其胆。常用方药如下：柴胡10g，半夏10g，黄芩12g，赤芍30g，枳壳10g，生大黄6g，煅瓦楞子（先煎）30g，竹茹12g，生姜6g（煅瓦楞子重在制酸作用，竹茹、生姜则是和胃而止吐），本方健胃制酸一般效果甚好，治疗时可不分溃疡病与胃炎、十二指肠炎，但见胃酸多、大便干燥者即可用之。现举2例如下。

例1：尹某某，女，73岁。患者年事已高，一般甚少起步，经常卧床休息，食物甚少。半月来时觉饥肠辘辘，食已即饥，烧心嘈杂，甚则吐酸，大便干燥，口苦，乃按胃酸过多治之。投用上方服1剂，大便畅通，烧心嘈杂均退，2剂服毕，则饥饿感已不复存在。停药观察10年，病未复发。

例2：徐某某，男，成年。患胃酸过多、胃痛有年。食少便干，尤厌酸甜食物。虽形销骨立，但仍能坚持整日上班工作。屡投汤药，得效甚微。值我在农村医疗队时，向我求治，根据其大便日久干燥，虽体瘦似虚，而病本仍属实证，乃投服上方。服3剂，胃酸减少而增食。大便通畅，胃痛即不复作，患者从此信心益坚，连续服药2月有余，诸症均退，嘱慎饮食、节劳倦，以俟康复。

六、不饥纳少

胃主纳谷，而与肝胆则有密切关系。故一般胃弱不饥，余常以调理肝胆辅以健胃之法治之，最常用者为柴胡汤加减，其方药为：柴胡10g，法夏10g，黄芩10g，龙胆草2g，大黄1g，竹茹10g，生姜6g（按：方中所用龙胆草、大黄两药，均系泄火药物，但轻用则能健胃，特别是胃口不开、不饥不思纳谷者宜之）。临床应用，有较好的疗效。现附病例如下。

周某某，女，学生。病者自小爱吃零食，成年以后，零食已基本不吃，但一直不饥纳少。一日三餐，每饭不超过50g。在校学生，学习负担较重，家长引为隐忧，乃遍求中西医治疗，多年来未见效果。由同事介绍求治于余，乃投用上方。服 5 剂，知饥思食，续用 5 剂，其食量已基本恢复正常。体躯亦逐渐胖硕。距今已历十载，情况一直良好。

七、结束语

以上所述，基本上是本人对柴胡汤的变化使用情况。多年来笔者唯以临床疗效是务，特别是近十余年来，我重点总结了抓主症的经验。以上仅是其中的一部分。千虑之得，幸旧雨新知，不吝赐裁为幸。

（原载《广东医学》1982 年第 3 卷第 9 期）

论复脉汤与加减复脉汤

一、复脉汤的方药

复脉汤一名炙甘草汤，始见于仲景《伤寒论》太阳篇，是仲景书中仅有的几张育阴补血方剂之一。方用生地、阿胶、麦冬、麻仁以益阴生津，养血润燥；人参、甘草、大枣，补脾益气，以开生血之源（《黄帝内经》调心主血脉，而受气取汁，变化而赤，实出中焦）；桂枝、生姜，鼓动阳气，以助生化之力。因此，本方对一般气血虚弱、津血不足之证，特别是心与血脉间病，有良好的效果。

二、复脉汤适应范围

根据《伤寒论》原文记载："伤寒，脉结代（系动而中止的脉），心动悸，炙甘草汤主之。"从文面上看，伤寒应指外感发热性的疾患而言，"脉结代，心动悸"，则又为气血衰少现象。热病而见"脉结代，心动悸"，其因有二：①本体虚弱。不能生血以荣养心脉，复感外邪，因而出现以上症状。②由于温热耗阴，津伤血少，因而导致结代脉与心动悸同时并见。再据笔者临床所见，热病兼见"脉结代，心动悸"的固不乏例，而更多的还是由于内伤七情所造成。因思虑伤脾，脾伤则不能生化血液，以奉养心脉，心失所养，则"脉结代，心动悸"乃见。治疗的方法，唯有养津益血，使脉气流通，则诸病自除。用复脉汤正是这个道理。

其次，《千金方》曾举本方以治虚劳，《外台秘要》又用本方治疗肺痿。笔者亦曾经用于临床，效果一般良好。盖以虚劳的形成，每以气血虚惫，或竭精亡血引起。而肺痿的发生，则又多因肺热叶焦，津液枯竭所致。复脉汤既能补血，又可益津，故能对以上二病有此效用。

三、吴氏的加减复脉汤

有清一代，为温病学派崛起和昌盛的时代，在外感病的辨证与治疗中，取得了很大的发展。复脉汤更不例外，在吴鞠通《温病条辨》的加减法中，其适应范围，有了明显扩大。

根据吴氏的主张：伤寒和温病，在各方面都应有它的严格区别。首先他认为：伤寒之邪，是由表入里，温热之邪，是由上及下，传变的次第不同，治疗的方药更不能完全一致。他又认为：伤寒易伤人身之阳，故可用温热药以助阳之用。温病则易伤人身之阴，其治疗宜从寒凉养阴为主。本此精神，他在仲景的复脉汤中，去参、桂、姜、枣之辛甘化阳药物，加芍药的酸寒敛阴，成为有名的"加减复脉汤"，用治温热伤阴，脉虚无力；温病经汗下，而邪热不解；温病误用升散，而津液内伤；以及温病耳聋，内伤阴液不足，复感温邪等证，均有立竿见影之效。特别在温热病后期，见便溏则去麻仁，加牡蛎以固摄，名一甲复脉汤；见热甚欲动风抽搐，则加鳖甲、牡蛎，以育阴潜阳，名二甲复脉汤；见热深厥甚，心中大动，则加龟板、鳖甲、牡蛎，以"镇坎安离"，"既济心肾"，名三甲复脉汤。至此，复脉汤的作用，乃臻大备。

四、我对使用三甲复脉汤的点滴经验

1949 年时，患者陈某某，男性，年不足 20 岁，患湿温战寒炽热，身重体困，自汗不解。舌苔腻而灰暗，脉濡而有涩象。当根据治湿热交盛的初期一般疗法，用苍术、白虎、黄芩、滑石等方。药虽见效，而病情反复，无法制止，最后呈舌干缩、苔光剥，神昏嗜睡，气息低微，耳聋目昧，两颊飞红等温热耗阴之候，且不时呓语，六脉如游丝不应，病情转危。乃投以三甲复脉汤用龟板、鳖甲、牡蛎各 30g，干生地 15g，炙甘草 6g，生白芍 12g，火麻仁 9g，麦冬 9g，阿胶 9g，另用安宫牛黄丸一颗送服。俟服药 24 小时后续诊，患者神志已较清爽，面目红晕已退，耳聋微闻，脉象神根俱起，自言唯觉口咽部疼痛异常，令启视，则见舌上满布粉白色厚苔，扪之润泽。认为津液已经来复，乃续投清理余邪之剂。

通过这一病例的治疗以后，我见亡津失水的患者，即投用此方，效果颇为满意。继思湿温病素称为不能速效之疾，盖以湿性重浊，着而难移，辛温发汗与苦寒攻下，均易导致亡津化燥的缘故。治疗大法，一般多用清化一法，并认为"发表攻里，两不可行"为的当不易之论。三甲复脉对此既有显效，则前述顾虑大可解除。因此，笔者治疗湿温，见有可汗之证，则加用荆防羌独之类以助开散，见有胸腹痞胀，大便不行，或便下如苋汁，检无粪便之证（热结旁流），即投用升降散、枳实导滞丸之类以下去其邪；一般湿温初起，湿热氤氲不清，在清化药中，必重用苍术、厚朴、蔻仁、草果之类，以温燥除湿。一般可以缩短病程五至十天，纵使亡津化燥，投用三甲复脉汤也迅速可使津回病退，不致久延或导致不良后果。

（原载《中医杂志》1961 年第 5 期）

风痱与地黄饮子

　　风痱是中医病名，属西医"脊髓痨"，由脊神经受到破坏引起。破坏脊髓神经，造成脊髓痨的晚期梅毒只是其中的一部分。目前我国不多见，发现的多是遗传因素所致。另有一种脊髓痨则是由结核杆菌侵害脊髓神经，致失去正常功能，而成脊髓痨。其主症是"四肢不收"即是手和足不能由自己的意识控制，最常见者是走路时如踩在棉花上，走不稳。常见患者走路东歪西斜，甚至摔倒，患者的手也是不由自主，甚至吃饭时把碗、筷摔掉而不觉察，买东西可以把篮丢掉等等。有的患者，甚至四肢一点不能动弹。有的则连说话都困难，这是舌本不受意识控制所引起，也与脊髓神经受破坏有关。如果伤害到上部的脊髓，就会出现语言不利，这在中医又叫"喑厥"，与四肢不收同时并见的，中医称为"喑厥风痱"（本人1957年在南京工作时曾治愈一姓李女患者，即属于这一病型）。如腰以下脊髓（马尾）神经受破坏则患者可见大、小便的失禁或不通。

　　中医认为"风痱"（包括喑厥在内）的病位，主要在于肝肾二经。因肝主筋，肾主骨，肝的经脉受损则四肢（包括舌本）的动作不能自如，骨受损伤，则支架身体显得无力，但这种肝肾的亏损，又分阴虚和阳虚两种类型，晚期梅毒引起的"脊髓痨"一般属于阳虚型，而结核杆菌引起的"脊髓痨"则多属阴虚型，这两种病的划分，一般须根据全身症状而定，即寒象明显的多属阳虚，热象明显的则为阴虚。

　　先父印秉忠老中医，在临床使用"河间地黄饮子"（原方不动）治愈了很多"风痱（包括喑厥风痱）"的患者，把这一经验教给龚云龙和我，并强调说：你莫看河间地黄饮子这张方杂乱无章，又补阳，又养阴，又治心，又治肝肾，可是，它却能治疗"四肢不收"和"喑厥"等怪病。

　　记得我们和皮肤性病研究所同志合作研究治疗晚期梅毒脊髓痨时，在座的有数位中医对治疗该病束手无策，我当时因既得家传又亲手治好过不少这样的患者，于是驾轻就熟，用此法治疗。处方：熟地9g，山萸肉9g，石斛9g，麦冬9g，五味子6g，菖蒲6g，远志4.5g，茯神9g，淡苁蓉9g，肉桂6g，熟附片9g，巴戟天9g（原方有薄荷、生姜、大枣未用，所有患者，均开7剂）。复诊时，大部分病者都见好转，这样，西医同志的兴趣就浓起来了，我们在皮肤性病研究所的周光霁和张青大夫等陪同下，先后到北京协和医院和天津总医院去看过不少患者，西医同志还给患者做了应做的各种检查和前后对比，证明其有效率在 80% 以上。1960 年莫斯科皮肤科学年会上宣读了这篇既有实用价值又经过理论证实的论文，受到很好的评价，说明党的中医政策对中医学的继承发扬起着重要的促进作用，今后应继续群策群力，做出更大的贡献！

（原载《新中医》1985 年第 6 期）

从喻氏清燥救肺汤中得到的启示

清燥救肺汤是喻嘉言氏所创。喻氏谓："病机（《素问》所论）之诸气膹郁，皆属于肺，诸痰喘嗽（《黄帝内经》原文作喘呕），皆属于上二条，明指燥病。"余即师其意旨，并以其治燥名方清燥救肺汤为主（加桑白皮 10g，芦根 30g，黛蛤散 15g），移治《金匮要略》所言的"其人咳，口中反有浊唾涎沫"之肺痿病，取得了良好效果。

考肺痿之病，《金匮要略》本认为由"热在上焦"引起，但其所出治肺痿之方，却又没有按"热在上焦"的原则来制方遣药（这当然可能是由于"错简""遗佚"等等的因素所造成，不一定是原书之过），而是以治"肺中冷"的甘草干姜汤作为主方而传世。在其治"上气"病时，虽有个麦门冬汤，方中用了麦冬、人参等药，似乎对生津润肺，有所裨益，但该方中又用上了半夏，则对"肺热叶焦，因而成痿"的肺疾病又是不甚相合。故而我在治疗本病时就在"教训"中找到了出路，终于找上了喻氏清燥救肺汤这张适用于治疗肺痿的方子，从而收到了可喜的疗效。喻氏此方，主要是清肺润肺，使肺气由清润而宣降，由宣降而使津气布达于全身（当然也包括其滋养本脏的作用），这对肺痿的"热在上焦"，既具备了"审因论治"的特色，同时又能解除其"肺热叶焦，因而成痿"的病理因素。

本人近年来已将喻氏这张清燥救肺汤的名方，结合自己的一点用药体会，汇为临床常用的"抓主症"之方，凡是病中以咳喘吐白沫不爽为主症的，则不论其病为肺炎、肺结核、"老慢支"、肺气肿以及肺癌等等，见此症即用此方，效果非常明显。虽不能尽愈诸病，但对缓解症状，延长生命期，有时能起到十分满意的疗效（包括肺癌在内）。

现举临床病例数则，以资说明其事。

一、肺部大肠杆菌感染肺炎

患者孟某某，男，56 岁。感冒后高热咳喘，连续两月余不除。先后经新疆军区某医院及本市某解放军医院检查透视，发现右肺有大片阴影（气管镜未发现癌变），痰培养 5 次出现大肠杆菌。已诊断肺部大肠杆菌感染造成肺炎，多方采用西药治疗，但体温一直不退，每天都有 1~2 次高潮，先有寒战，继则高热达40℃以上。有时能高至 41℃，伴咳喘喉鸣，口燥咽干，吐白沫不爽（绝无痰块）。

延余会诊，余即根据其咳喘吐白沫难出，以及高热灼肺等情，诊为肺痿，投用以清热润肺为主的清燥救肺汤（在方中加北柴胡 30g，五味子 10g，鱼腥草 30g，山豆根 30g 以控制肺部的大肠杆菌感染及肺炎病灶）。服 10 剂，体温已基本控制在 38℃以下，咳吐白沫减少，吐出爽利，早晨可见有少量黄痰。在复诊时得知其病中曾出现过咳血及胸膜刺激症状，故即在前方中加用：桃仁 10g，生薏苡仁 30g，冬瓜子（打）30g，以肃肺祛瘀，服 7 剂，体温已基本正常，咳喘吐沫，明显减轻，胸痛更不复存在。口燥渴、胸闷、掌烫等情，均已全部消退。舌苔则有时甚清，但亦易出现黄苔，脉动已降至 80 次／分以下，但自汗恶风明显，食欲恢复尚不理想，故改用益气固表之剂，取黄芪汤加味，以促进病后正虚之恢复。

　　按：肺部大肠杆菌感染而发生之肺炎，国内报道极少，本市某解放军医院，系以治呼吸系疾病为主的医院，据云成立以来，已二十余年，类此患者，则从未发现，查国外资料，有报道的亦为数不多。现此患者经治愈后已接近两年，身体一直良好，早已回原单位工作。

二、过敏性支气管哮喘并发肺气肿

　　患者于某某，男，54 岁。17 年前在国庆节前后发作哮喘，迭经某省某地区中西医长期治疗，均属效果不显。最多一次由医院出面请过中西医 70 余人的大会诊。结果未能控制病情，乃来京就医。经过某医院明确诊断为过敏性支气管哮喘和肺气肿。曾于本市某医院经中医某老大夫治疗，据患者所知，单麻黄一味，一剂药量达 21g 之多，但病情不但不减，且有加重趋势。患者来诊时自诉：咳喘日发数次，类似小儿顿咳（百日咳）的痉挛性咳嗽，连声成阵，呼吸不续，痰出非常困难，咳久始能吐出少量状如皂泡之黏性甚大的白沫。连年来其咳喘发作仍以深秋以至初冬为甚。每日发作则以晚睡前 9 时许的一阵为最严重。来诊时正值国庆节后上班伊始，患者在发病的高峰阶段，每晚睡前总有一阵因咳喘而气厥不返，造成晕厥可达 10 分钟。由于咳喘时的过度紧张，以致两眼白珠部分的小血管破损，均造成"瘀血贯睛"，眼球之赤如涂朱状。余当即根据"肺痿吐白沫"和"肺热叶焦，因而成痿"的理论，投用了清燥润肺之喻氏清燥救肺汤，由于患者咳喘系阵发性的，故在方中又加入僵蚕 10g，全蝎 6g，以定"数变"之风，实际上此二味药起的是与"脱敏"类似的作用。

　　3 剂药服毕，患者来复诊时面述，上药服毕 1 剂，当晚咳喘即轻，未见晕厥，3 剂药服完以后，咳喘皆平，续用桑杏汤加减收功。经随访 10 年以来，其病迄未再发，患者由长期休养转而为全日上班，并能因工作而骑自行车日行一百余里，身体照常不受影响，5 年前闻该患者因病肺癌而死亡。

三、肺癌

李某某，女，82岁。病咳喘胸憋，呼吸困难，不能平卧，喉间有声，已逾半月，经本市某医院放射科透视，已确定为肺癌引起上列诸症。衰年患此，已排除外科手术治疗之可能性。故乃延余出诊。经诊得患者脉数口干，咳吐白沫不爽，已历两载有余，初尚能料理家务，并协助家庭看管小孩及做饭等事，近两周来，才因症状加重而不能下炕。余乃根据其病情以咳喘吐白沫为主，确定其病属肺痿，由肺热叶焦，热在上焦引起，故亦投用喻氏清燥救肺汤为主的方剂，由于其病为肺癌，乃加用了白花蛇舌草30g，半枝莲18g，令服5剂，据患者家属来云，药后喘平咳减，胸憋亦基本解除，继用前方一月有余，则患者已自能下地行走并协助家庭料理家务。历时一年有余，患者自我感觉良好，后因突患感冒发热，致咳喘气憋复作，未及延医服药，即行死去。其死是因于肺癌抑或由其他疾病致死，则甚不可知，总的来说，本方对改善肺癌的早期症状和取得近期疗效，还是较为可靠的。

[讨论]

1.喻氏清燥救肺汤的问世，对肺燥喘咳投下了苦海的慈航，纠正了千古医坛将沫作痰的弊端。喻氏在其"秋燥论"中，曾把《素问·至真要大论篇》的"咳不止，而白血出者死"，认为此"白血"乃"色浅红而似肉似肺者"，由"燥气先伤华盖"引起。这一明若观火之论，足以补《金匮要略》所言肺痿主症："咳"与"口中反有浊唾涎沫"之不足。因肺痿所咳吐的白沫，是由无数小白泡组成，严重时可带浅红之色（一般多为纯白色），质轻而黏，故喻氏乃形容其为"似肉似肺"，考其所以"似肺"者，以白沫之泡与肺泡确有相似之处。较之"浊唾涎沫"，有更为深刻与"形象化"之意义。这样就使沫之与痰，更易分辨，"白血"一词，就基本上可以与白沫等同起来，更严格地区分痰之与沫，更明确痰是湿的产物，而沫则由燥所生。纠正千古医坛中一部分医工的痰沫不分或将沫作痰，将痰作沫的燥燥湿湿弊端。

2.癌症是目前对人类生命构成威胁的重点病种之一，而肺癌则又是癌症中较为多见的一种。肺癌晚期所见到的咳喘吐白沫症状，固然很多，而在未发现肺癌时即首先出现咳喘吐白沫不爽的肺痿症状，亦大有人在。在前面列举的3个患者中，就有2个是死于肺癌的。其一是由肺癌而出现咳喘吐沫的，服喻氏清燥救肺汤得以消除症状达一年有余而后猝然由出现肺痿症状而死去。另外一例是通过服喻氏清燥救肺汤而消除了肺痿的症状，但事隔十年以上，又出现肺癌，死于肺癌。为此则咳喘吐白沫不爽的肺痿症状，似乎对肺癌有一点蛛丝马迹的联系。不过，症状的出现，总还是现象范畴，它不能代替本质，只能作为探求本质的一部分线索。因此要弄清这些问题，则必须依赖于科学实验。假使能通过科学实验而将肺痿吐白沫的问题弄清楚，把喻氏清燥救肺汤作用于肺痿甚至肺癌的机制搞清楚，则喻氏对中医学的贡献，就有可能更为光大。

（原载《江西中医药》1982 年第 1 期）

论清理肠道方

清理肠道方是本人通过多年临床使用制定的一张经验方，其药物组成是：

条芩 15g，赤、白芍各 15g，丹皮 10g，桃仁 10g，生薏苡仁 30g，冬瓜子（打）30g，败酱草 30g，马齿苋 30g。

功能主治：下利肠垢不爽，甚至便后有不尽感、后重感以及便前腹痛感。在西医学中一般属于慢性结肠炎或结肠溃疡。

组方原理与渊源：本方的条芩、芍药，取法古方黄芩汤之遗意，以条芩是黄芩中之小者，用以清肠热、燥肠湿者为多。用条芩之寒以清肺与大肠之热，一面又以其苦以燥湿和开郁。盖下利之由，一般不离于湿，湿有寒湿与湿热之分，其中阴寒之湿，常见症为泻下甚爽，故亦称泻或泄，寓有快速之意在内，虽非"一泻千里"，但总是便稀而爽快的。这种泻在中医辨证，常属于脾湿，所谓"脾不虚不泻利"，基本上指此而言。以脾属脏属阴，主藏精微，属"藏而不泻"范畴，脏不能藏则病。这种不藏精微，是阴盛阳微，阳虚不摄所造成，故常为脾阳虚或寒湿内盛所成。其中暴泻者多属脾虚，而久泻有时则影响人体根本之阳，一称元阳或肾阳，不论它是脾阳虚或肾阳虚，总是阳虚或因阳虚而招致的阴寒内盛，不属用清法以去热的范畴。本方既用黄芩清热，则其湿无疑是属于湿热。下利肠垢不爽，是湿热积滞的一大主症，在肠垢本身，足以说明是属于肠道湿热所化生的一种病理产物。其便时的不爽感，则更能说明其病非阳气虚的不藏，而是属于湿热滞而不泻，不泻之证，如以脏腑分证，其本身即属于腑证、实证为多，因腑泻而不藏之故。此证形成腑实不泻的原因，归根究底则应归入湿郁热蒸的湿热积滞范畴。黄芩的作用，既能以苦燥湿，又能以寒清热；既能清肺以解大肠之热，又能燥湿以去大肠之滞。故方中选用条黄芩还是比较合适的。

赤、白芍古代总称芍药，其作用以和血敛阴，舒挛定痛为主。一般赤芍的作用偏于行血、去恶血和凉血；而白芍则能寓养血于活血行气之中。二者同用，对于瘀停气滞而出现之炎症肿痛有一定的作用。本方用以治结肠炎症而出现的热象与痛症，特别是"行血则便脓（包括肠垢样物）自愈"，有现实的意义。

方中的丹皮、桃仁、生薏苡仁、冬瓜子，系取《金匮要略》的大黄牡丹皮汤之意，该汤是古来治肠痈的主要方剂之一，它用丹皮凉血以退血中伏热，且兼有理血活血之用，能消肿疡炎症。桃仁、生薏苡仁、冬瓜子，开利肺与大肠，行瘀血以去化脓之源，排脓毒以去痈疡之害，故治肺与大肠之瘀结或化脓病中，常以此数药为主。此外，治肺痈之咳喘、胸痛、吐脓血的常用方千金苇茎汤中，亦以此数味为主。如以脏腑关系，脏实则治腑之理论言之，则此数药均以治大肠之炎症由瘀停热结而化脓者为主，本病乃病在大肠之炎症肿痛及部分带疮面之溃疡，与肠痈、肺痈，意有近似之处，故本人移来用之。

败酱草一药，最早亦见于《金匮要略》治肠痈之薏苡附子败酱散一方之中，此药解毒清热，消炎治肿，特别对大肠已成脓之肿疡，有较好的作用。移用治结肠炎症乃事之所常，理之所合，故余即移而用之。

马齿苋亦系清热解毒之用，吾乡江苏民间常以此一味作汤，治疗时痢发热、便脓血之症，一般即为西医学之细菌痢，效果良好。余接触西医学已久，深知菌痢之成，乃痢疾杆菌腐蚀肠壁，使肠道生炎症，化脓流血，因而引起了结肠之炎症。虽病非一源，而流有互通之处，如肠垢之结滞不爽，甚至发生后重感，亦与时痢之便脓血里急后重意有可通，但轻重缓急之程度不同而已，如以结肠溃疡而论，则此症尤多为病菌痢之后遗者，扶摇之鹏实即北海之鲲的化身，河淮江汉，不过同其源而异其流耳。故即以此移治。

总之，本方的形成是酌古证今的结果，既有继承古籍遗产的一面，又有接受现代新知，包括西医学、生物知识与民间单方等在内。拳石之堆，虽不足以名山，而细流之积，则大可成为行潦，故本人常以此作为冷芳而自赏。

临床效果：本方未制定以前，本人接受家传父授，治大便肠垢不爽，常以枳实导滞、木香槟榔等方为主，针对其不通之"通"，而实行"通因通用"，实亦无可非议。经治而愈者，当亦不乏其人。唯此二方通肠导滞，常因腹痛便频，使患者出现困乏不支等副作用，且效果并不很理想，有的积年累月，师劳无功。而本方经使用后，不但不见任何副作用，且疗效提高甚多，虽不能尽愈诸病，但估计治愈率总不在十之七八以下。下附病例，以示说明。

谷某某，男，33岁，邮电工作人员。

病右胁痛两年，按之甚，值京地肝炎患者多所出现，该患者经多处大医院检查治疗，由于谷丙转氨酶一直在600~800U/L之间，故从始病即按肝炎论治。转辗求医，易地皆然。病积既久，药用日多，而患者体质，却不支日甚。经友人之介绍，求治于余，时已面色虚黄，眼睑浮肿，食纳虽尚可，而肢体经常疲惫。余乃询及其二便情况，患者自谓：自从始病以来，小便虽经常黄浊，但痛苦不甚，唯大便日行数次，便中黏垢甚多，滞下难行，且时见有余不尽之感，并兼后重。从其主诉大便情况看，几乎全是湿滞大肠见症，但又为什么其谷丙转氨酶如此之高，而其痛点又适在肝区以内？根据仅有的西医知识分析，单项谷丙转氨酶升高，是不足以确诊为肝炎的，此其一；其主诉症状乃一派大肠病结肠炎见症，而结肠之横者乃横在胃前，横升之交，达在右胁之下，得毋其处积有炎症，乃误以为肝，误认肝治，故乃久治不得其宜，不得其愈？神思到此，勇气倍增，乃坚决力排众议，首倡治肠为主，投以上方，令服5剂。服药既毕，患者来复诊时，自谓大便每日一次，条便正常，肠垢已甚少，后重与不爽感，均十衰其九，肝区之疼痛感，已不复存在。效不更方，续以前方5剂，则诸般症状，一鼓消除，再去医院化验肝功，则谷丙转氨酶已下降至正常值矣。停药观察，至今已历8载，该同志一直健康无病。

以此，即可认为前两年多来之肝炎诊断，纯属误诊，其痛乃系大肠湿热所引起之结肠炎所造成。而余所制的清理肠道方乃针对结肠炎症所设，根本非治肝病者。多年来此方是作为本人治结肠炎大便肠垢不爽之"抓主症"方使用，见此症，用此方，方向明，决心大，效果满意。

由于积累了这方面的经验日多，故对促进中医辨证、西医辨病相结合的心情愈切。我准备写成《抓主症》一书，大约有五十多种病，都能以"抓主症"的方法，加以定方定药地治疗，前因后果，和盘托出。是非功过，留待后贤评述。

（原载《北京中医学院学报》1983年第4期）

抵当汤新用

抵当汤出于张仲景著《伤寒论》中。原书用此方治疗下焦蓄血证，后世注家，根据原文在本方条上冠有"太阳病"或"阳明病"等语故对下焦蓄血证多分为"膀胱蓄血"和"阳明蓄血"两类。这种分类方法，虽然来自《伤寒论》，但经临床实践观察证明，其所谓下焦，绝非单指"膀胱"与"阳明"两个部位，《伤寒论》所列症状，亦非都是"膀胱"与"阳明"两处之病。近年来，本人应用抵当汤为主，治疗血蓄胞宫之顽固性痛经，以及血瘀于头部的外伤性癫痫，疗效尚属满意，痊愈者不止十数例。本文所以称为"新用"者，意在提出讨论，不当之处，敬请医界同道，予以指正。

一、顽固性痛经

[病案举例]

病例 1：赵某某，女，19 岁，未婚，籍贯北京。1976 年就诊。

月经初潮 12 岁，周期正常，每次行经 4~5 日，无腹痛及其他明显不适。自述 3 年前因受寒冷，渐至发生痛经。每于行经前数日至经净，约一周时间，少腹硬满剧痛，手不可近，且伴有呕吐，饮食不下。诸药不能控制，每次行经均需住院一周左右，给予输液、注射止痛剂。月经色淡而挟黑紫块。脉沉，舌苔薄白，大便秘。亦曾服逍遥散、桃红四物汤等方，均无效。

经本市某医院初步印象诊断为子宫颈狭窄痛经，除经期给以镇痛剂及输液外，别无其他治疗方法。经友人介绍，来我处诊治。

余根据其少腹硬满剧痛拒按，经色淡而有黑紫块，诊断为血蓄胞宫之证，投以抵当汤为主的化瘀攻下之剂。

治用：水蛭 10g，虻虫 6g，桃仁 12g，大黄 6g，泽兰 15g，丹参 15g，红花 9g，蟅虫（土鳖虫）9g，降香 9g，牛膝 9 克。水煎服。药入呕停痛止，连服 5 剂经净。嘱下次行经前有腹痛感时，继服前方。而痛经已愈，不再复发，故未再服药。经随访，至今已四年余，病未再发。

病例 2：董某某，女，31 岁，已婚，籍贯住址陕西省。1978 年 9 月就诊。

自 12 岁月经初潮以来，每次行经及经后数日均有小腹剧痛，必须卧床休息并注射止痛药物。经色暗，量少。且形体瘦弱，手足心热。舌略暗、苔黄少，脉细。二便尚调。曾服行气理血散寒等中药无效。就诊时已结婚3年，未孕，夫妻因之不睦。

经某医院检查为双侧结核性输卵管炎、输卵管不通、宫颈狭窄性痛经，且有散在性子宫肌瘤数个。

北京某妇产医院建议做子宫全切，患者拒做手术，来我处治疗。

仍用上方治疗。药后第1、2次经行腹痛减轻，但不彻底。后因患者需返陕西故里，乃将原方配制丸药，平时服之。嘱月经期有腹痛感时，再服汤剂。在此期间，连续注射链霉素1个月。至第3次行经时，已无腹痛，故未再服汤剂而行动工作一如常人。至1979年3月怀孕，足月正常产一女婴。现母女健康，家庭和睦。

[讨论]

胞宫又称血室，位居下焦。若血瘀胞宫，经脉不通，则见少腹硬满疼痛，此当属下焦蓄血证的范畴，故可用抵当汤为主攻逐之。此证显然并非膀胱之病，亦非病在阳明胃肠。又董姓例有手足心热的症状，不可视为阴虚，仍是瘀血的表现。因血本属阴精，其瘀滞而不能发挥营周于身的作用，于是出现阴血相对不足的症状，只需祛瘀行血，则其热自除，此为临床所常见的现象。另赵姓患者，因限于条件，不能进行指诊，但已初步考虑为子宫颈狭窄性痛经。若依此说，当属于特殊构造或先天性病理，服抵当汤5剂，量不能改变其形态，但病却能痊愈。那么，以该例而论，将宫颈狭窄作为痛经原因的说法，似有值得商榷之处。

二、外伤性癫痫

[病案举例]

病例1：张某，男，42岁，籍贯住址四川省。1974年就诊。

患者于1962年在某次战斗中，头部受伤。伤后发生癫痫，每日大发作2~3次，发时猝然仆倒，肢体抽搐。曾因手提热水瓶时发作跌倒，而烫伤上肢及胸、背部皮肤。记忆力逐渐减退。二便正常。脉沉，舌苔薄黄。因病势沉重，故专程自川来京医治。

患者"喜忘"，又有头部外伤史，为血蓄头中之证。血瘀不营筋脉，故见抽搐仆倒之风象。治用：

水蛭12g，虻虫6g，桃仁12g，大黄6g，䗪虫（土鳖虫）9g，生牡蛎（先煎）30g，贝母粉（冲服）3g，玄参12g，夏枯草15g，蜈蚣3条，全蝎6g，僵蚕9g。

水煎服，每日 1 剂。

服上方 5 剂（停用其他药物）即停止发作，连续服药 5 个月，病始终未再发。乃将原方改制丸剂，以巩固疗效，返回四川工作。

病例 2：阎某某，男，12 岁。籍贯住址北京。1978 年就诊。

8 岁时因玩耍从墙头跌下，当夜发生尿床，而后每夜遗尿一至数次。3 个月后发现癫痫，至就诊时，病已三年有余。其病或日两发，或三四日一发不等。病发则仆倒抽搐，二目上翻，口吐白沫。精神渐显迟钝。脉细，舌苔白，大便调。服苯妥英钠及西药镇静剂可缓解。

仍用上方，剂量略减，每日 1 剂。服药 3 剂后，尿床即除。继用原方，除在服药后第 15 天时发作一次之外，未曾复发。20 日后改为 2 日 1 剂，再后 3 日 1 剂。用药 3 个月后，即停药，至今未有癫痫复发。

［讨论］

对癫痫病的治疗，中医文献记载多用祛痰、镇痉、息风诸法。本人于临床亦曾应用上法治疗此病多年，但疗效终不满意。乃至 20 世纪 70 年代初，才根据久患癫痫病者记忆力多有减退的特点，而其中由外伤引起者颇多，因此，考虑其当有瘀血不散。乃据《伤寒论》蓄血"其人喜忘"的记载，选用抵当汤为主加䗪虫以攻逐瘀血，生牡蛎、玄参、贝母（即消瘰丸之成分）、夏枯草削坚散结，配以僵蚕、蜈蚣、全蝎息风之品。如此组成方剂，既符合"治风先治血"的原理，又与"其人喜忘"用抵当汤的记载不悖，疗效明显提高。又《伤寒论》中记载蓄血证尚有"如狂"或"发狂"，癫痫患者亦偶有此症状，近代称之为"癫痫人格"，也是抵当汤的适应证。唯对蓄血所在位置，值得进一步探讨。以外伤性癫痫言之，其瘀血显然蓄于头部，而言"下焦蓄血"较为费解。或可认为《伤寒论》中所言"经""府""下焦"，既可指确实部位，又可指一组特定的"证候群"而言。

抵当汤在化瘀攻下的方剂中，历来被认为是峻烈的方药，特别是在近年出版的某些中药著作中，提出过水蛭溶血问题，医生们就更不轻易使用。其实，运用有毒药物治病，一般具有见效快、疗效好的特点，只要掌握得当，根本不会出问题。

以上，笔者就抵当汤的作用，从临床方面做了一点新的探索，由于观察时间较短，病例不多，又缺乏系统的完整病历记录，如癫痫病例脑电图改变的纪录未能保存等。因此，对抵当汤治疗顽固性痛经、癫痫等病，仍需进一步研究与总结。方中某些动物药亦可改作散剂服用，剂量为汤剂的 1/4 或 1/5。

（原载《北京中医学院学报》1980 年第 4 期）

疏肝散结方应用经验

疏肝散结方是我临证多年治疗多种良性占位性病变的经验方，由柴胡10g，当归30g，赤芍30g，丹参30g，生牡蛎（先煎）60g，玄参15g，川贝母10g，海藻15g，昆布15g，海浮石（先煎）18g，夏枯草15g组成。方中柴胡疏肝解郁；当归、赤芍、丹参理肝经之血瘀，生牡蛎、海浮石、玄参、川贝母、夏枯草、海藻、昆布清热消痰，软坚散结。对甲状腺肿大和颈淋巴结炎患者可加桔梗10g，枳壳10g；对乳腺增生和肋软骨炎患者可加蒲公英30g，全瓜蒌30g；对子宫肌瘤、卵巢囊肿患者可加泽兰叶15g，茺蔚子30g；对前列腺肥大患者可加牛膝10g。现将部分验案介绍如下。

病例1：彭某，女，31岁，1992年12月6日初诊。患者1个月前气恼后发现双侧甲状腺逐渐肿大、疼痛，伴疲乏无力，头沉腿软，便干不爽。诊查：双侧甲状腺弥漫性肿大，如核桃大小，质如红枣，边缘不清，压痛明显。舌红、苔薄白，脉细。中医辨证：肝经癥积（瘿）。西医诊断：甲状腺肿大。治宜疏肝散结。处方：柴胡10g，当归30g，赤芍30g，丹参30g，生牡蛎（先煎）60g，川贝母10g，夏枯草15g，海藻15g，昆布15g，海浮石（先煎）18g，枳壳10g，桔梗10g，桃仁10g，红花10g，川芎10g，青皮10g。

1992年12月15日二诊，甲状腺较前缩小，疼痛减轻且边缘清楚，如小枣大小，便调，右侧颈部发酸，口干苦，舌红、苔黄腻，脉细。在原方中加葛根30g，以治项强，去烦热，加龙胆草10g，栀子10g，以清胃热，解热郁口干。

1992年12月30日随诊，甲状腺已恢复正常大小，周身无不适。

按：瘿的形成，多始于气郁。因气为七情之本、六郁之首，气郁即可转生血郁和痰郁。痰血相结即可形成本例所表现的按之可及、触之有应的瘿。瘿病位于足厥阴肝经经脉之上，治疗当疏肝散结，宜在疏肝散结方的基础上加用桃仁、红花、川芎以增强行瘀活血之力，桔梗、枳壳、青皮能加强疏肝理气祛痰作用兼以载药力上浮，效果良好。

病例2：邱某，男，80岁，1992年1月9日初诊。患者已明确诊断为前列腺肥大多年，阵发小便淋沥不下，加重1周，并已插导尿管保留导尿，咳嗽，痰多且黏，有陈旧心肌梗死，舌红、苔燥而黄，脉弦。中医辨证：肝经癥积（癃闭）。西医诊断：前列腺肥大。治宜疏肝散结，通利州都，佐以保肺复脉。处方：

柴胡9g，当归15g，赤、白芍各12g，丹参30g，生牡蛎（先煎）60g，玄参15g，川贝母10g，夏枯草15g，海藻15g，昆布15g，海浮石18g（先煎），牛膝10g，沙参15g，麦冬10g，五味子10g，橘络3g。

1992年1月16日二诊，癃闭减轻，拔除导尿管后，小便可畅解，唯有咳嗽，痰不易出，语言不利，大便溏薄，舌干、苔黄糙，脉弦。证属津亏液涸，治宜滋阴潜阳，以三甲复脉汤加味：生、煅牡蛎（先煎）各30g，生地15g，麻仁10g，龟板（先煎）30g，生鳖甲（先煎）30g，白芍24g，阿胶珠（烊化）10g，生甘草10g，川贝母10g，玄参15g，五味子10g，麦冬12g。

1992年1月23日三诊，全身干缩情况减轻，水津来复，舌上津回，大便成形，每日一解，尿畅量多，且能控制，舌红、苔灰黄腻，脉弦。病有泰相，再拟初诊原方继续巩固。随诊3个月，未再出现癃闭症状。

按：肝气郁结，疏泄不及，血瘀阻塞可影响三焦水液的运化及气化功能，致使水道的通调受阻，形成癃闭。从经脉的分布来看，肝经绕阴器，抵少腹，肝足厥阴之脉，是主肝所生病者，如遗溺、癃闭等，疏肝散结乃治疗之大法。考虑到该患者年事已高，津亏液涸，故在方中加入生脉散以保肺清心，补气生津，并穿插服用三甲复脉汤以滋阴潜阳，而牛膝引药下行，标本兼顾，相得益彰。

病例3：戚某，女，51岁，1992年6月21日初诊。患者近半年来，咽干咳嗽，声音嘶哑，外院手术和病理证实为声带乳头状瘤，术后声音好转。痰不多，易咳出，手足心热，心烦，便调，睡眠可。舌红、苔根微黄，脉细数。中医辨证：肝经癥积（喉痹）。西医诊断：声带乳头状瘤术后。治宜疏肝散结。处方：柴胡10g，当归30g，赤芍30g，丹参30g，生牡蛎（先煎）60g，玄参15g，川贝母10g，夏枯草15g，海藻15g，昆布15g，海浮石（先煎）18g，桔梗10g，山豆根10g，鱼腥草30g。

1992年9月7日二诊，症状明显好转，口不干，声音嘶哑好转，舌脉同前。原方有效，效不更方。

按：内伤喉痹，多先见脏腑不和证候，而后方有咽喉肿痛、咽干嘶哑症状，且有气血瘀滞痹阻的病理变化。足厥阴肝经，分布于胁肋部，沿喉咙的后边向上进入鼻咽部，原方疏肝散结，加桔梗可疗咽痛喉痹，载药上浮，另用鱼腥草、山豆根以清热解毒。

病例4：徐某，男，54岁，1992年4月8日初诊。主诉：上腹胀、腰酸5年。患者1987年始自觉上腹胀、腰酸，伴下肢浮肿、脾大，B超检查发现肝右叶有占位性病变，CT检查证实为肝血管瘤。1991年1月31日B超检查示肝内回声不均匀，右叶可见一7cm×8cm之强回声区，其中有网状结构，边界不清楚，门脉宽1.4cm，脾大，厚5.9cm。符合肝血管瘤，早期肝硬化诊断。ALT 67 U/L，

TP 76g/L，BIL 38.33μmol/L，A/G 0.9。舌红、苔中黄，脉弦细。中医辨证：肝经癥积。西医诊断：肝血管瘤，早期肝硬化。治宜疏肝散结，佐以开肺气利三焦。处方：柴胡10g，当归30g，赤芍30g，丹参30g，生牡蛎（先煎）60g，玄参15g，川贝母10g，夏枯草15g，海藻15g，昆布15g，海浮石（先煎）18g，郁金12g，桃仁10g，川楝子10g，桔梗10g，紫菀10g，䗪虫（土鳖虫）10g。

1992年4月13日二诊，仍有上腹胀、脾大，白细胞和血小板计数偏低，下肢浮肿，鼻衄。舌脉同前。在原方中加生鳖甲（先煎）30g，青皮10g，莪术10g，以消癥积，加强破气散瘀之功。

1992年6月11日三诊，腹胀明显减轻，舌脉同前，在原方中加生山楂30g。

1992年9月2日四诊，已无腹胀，B超复查示肝血管瘤已减小。前方有效，效不更方。

按：随着诊断技术不断进步，肝血管瘤、肝囊肿等良性占位性病变越来越多能被明确诊断。结合临床表现和肝经挟胃两旁，属肝，络胆，向上穿过膈肌，分布于胁肋部，故该证仍不出肝经癥积范畴，治以疏肝散结方，加桃仁、郁金、川楝子可加强疏肝理气活血之力，桔梗、紫菀可开肺气，利三焦，消腹胀。

病例5：王某，女，35岁，1990年12月17日初诊。患者近半年来，乳房肿胀疼痛，伴胸痛且痛连后背，局部有压痛，咽如物阻，胸憋气短，性情急躁。查体：双侧乳腺轻度增生，无结节，轻压痛，乳头无溢乳。1990年11月6日乳腺侧位X线片示乳腺小叶增生。舌红、苔少，脉沉细。中医辨证：肝经癥积。西医诊断：乳腺增生。治宜疏肝散结。处方：柴胡10g，赤芍30g，当归30g，丹参30g，生牡蛎（先煎）60g，川贝母10g，玄参15g，夏枯草15g，海藻15g，昆布15g，海浮石（先煎）18g，蒲公英30g，全瓜蒌30g，虎杖30g，郁金15g，川楝子15g。

1990年12月24日二诊，疼痛减轻，胸闷好转，睡眠欠佳，舌脉同前。在原方中加夜交藤30g，合欢皮15g，以养血和肝，安神解郁。

1991年2月4日三诊，疼痛减轻，乳腺肿胀消失，睡眠食纳增进。舌红、苔少，脉弦细。仍予疏肝散结治疗。1991年3月7日随诊，症状基本消失，继服原方巩固。

按：乳腺增生主要由肝气郁结，胃热蕴蒸，以致气血凝滞而成。仍守疏肝散结治疗之大法，在方中加虎杖、蒲公英以化热毒，消痈散结，加全瓜蒌以除乳痈肿痛，郁金、川楝子泄肝行气解郁以除胀，疗效满意。

病例6：刘某，女，35岁，1993年3月3日初诊。主诉：少腹疼痛5~6天，平时白带多且腥臭，头痛畏寒，腰酸腿沉，月经量少。B超示子宫大小正常，形态略失常，后壁偏右浆膜下可见一3.0cm×2.4cm大小实质性异常回声，轮廓清晰，有包膜突出于浆膜外，宫壁回声均匀，内膜线居中，双侧附件未见异常，提示子宫肌瘤（浆膜下肌瘤）。舌淡、苔薄白，脉沉细。中医辨证：湿热带下，肝经癥积。西医诊断：盆腔炎（怀疑）、子宫肌瘤。治宜燥湿清热，疏肝散结。处方：苍术10g，黄柏12g，生薏仁30g，牛膝10g，萆薢10g，椿根皮10g，滑石（布包）18g，泽泻30g，茯苓30g，川续断10g，桑寄生10g，杜仲10g。

1993年3月6日二诊，症状减轻，少腹偏右疼痛。舌淡、苔薄白，脉沉。原方加小茴香6g，川楝子10g，以散寒开郁，除腹痛胀满；加赤芍30g，白芷10g，以活血祛风胜湿，疗赤白带下。

1993年3月11日三诊，白带已尽，子宫肌瘤3cm×2.4cm，纳差，舌淡、苔薄白，脉弦。证属肝经癥积。治宜疏肝散结。处方：柴胡10g，当归30g，赤芍30g，丹参30g，生牡蛎（先煎）60g，玄参15g，川贝母10g，夏枯草15g，海藻15g，昆布15g，海浮石（先煎）18g，泽兰叶15g，茺蔚子30g。

1993年4月29日四诊，月经正常，仍有腰酸，B超复查示子宫肌瘤2.0cm×1.5cm。舌淡、苔薄白，脉弦细。效不更方。

1993年6月1日随诊，治疗3个月，服药近90剂，月经已正常，余无不适。B超复查，子宫体积大小、形态正常，宫壁回声均匀，内膜线居中，后壁浆膜下肌瘤未见显示，子宫包膜光滑，双侧附件未见异常。

按：本例子宫肌瘤合并有湿热带下，治疗先以四妙丸加味燥湿清热，带下病治愈后，再以疏肝散结方治疗子宫肌瘤，并在原方加泽兰叶、茺蔚子以加强通经散结、活血填精作用。

病例7：高某，女，21岁，1991年12月6日初诊。患者近1个月来，持续发热，伴颈淋巴结肿大、疼痛，经外院用先锋霉素治疗后体温下降，夜间低热，口干纳差，便干消瘦。查体：双侧颈部可扪及蚕豆大小成串排列分布的肿大淋巴结，有压痛。病理示淋巴结反应性增生，伴噬血性反应。B超示脾大。舌红、无苔，脉细数。中医辨证：阴虚瘿结。西医诊断：颈淋巴结肿大。治宜养阴散结。处方：柴胡10g，当归30g，赤芍30g，丹参30g，生牡蛎（先煎）60g，川贝母10g，玄参15g，夏枯草15g，海藻15g，昆布15g，海浮石（先煎）18g，桔梗10g，枳壳10g，丹皮15g，鱼腥草30g，山豆根10g，瓜蒌仁12g，天花粉30g。

1991年12月19日二诊，两侧颈部肿大淋巴结基本消失，体温正常，手掌发热，舌红、苔少，脉细数。在原方中加白茅根30g，藕节15g，以清热生津。

按：阴虚瘿结多因气郁虚劳所致，久则化火内燔以致炼液成痰，痰火上升，结于颈项，遂成此证。治疗以疏肝散结方为主，配以滋阴解毒，方中加丹皮凉血祛瘀；天花粉、瓜蒌仁清热祛痰，解毒消肿；鱼腥草、山豆根清热解毒。

病例 8：周某，男，93 岁，1990 年 1 月 18 日初诊。排尿时尿道有烧灼感 3 天，伴少腹胀痛，尿中夹有白浊，易激动，纳可，舌红、苔少，脉弦数。中医辨证：肝经癥积（淋证）。西医诊断：前列腺炎。治宜疏肝散结，佐以清利湿浊。处方：柴胡 10g，当归 30g，赤芍 30g，丹参 30g，生牡蛎（先煎）60g，川贝母 10g，玄参 15g，夏枯草 15g，海藻 15g，昆布 15g，海浮石（先煎）18g，牛膝 10g，知母 12g，黄柏 15g，石莲子 10g，皂角刺 30g，紫花地丁 30g。

1990 年 2 月 22 日二诊，白浊减少，少腹胀感减轻，舌红、苔微黄，脉细。效不更方。

1990 年 3 月 8 日随诊，患者症状消失，舌红、苔少，脉弦。仍以原方巩固疗效。

按：淋证多为膀胱湿热蕴积或气火郁于下焦所致。治疗此证仍以疏肝散结为主，配合知母、黄柏清下焦湿热，石莲子通淋利湿，皂角刺搜风消痈，紫花地丁凉血解毒、清热消肿，牛膝引药下行，标本兼顾，颇有新意。

病例 9：孟某，男，40 岁，1992 年 6 月 8 日初诊。主诉：胸胁胀痛 9 个月。患者 1992 年 1 月被确诊为肝癌并行肝右叶部分切除术，术后右侧胸水不断，每天抽胸水 250ml，呈浅黄色，伴双下肢浮肿，肝区胀痛，低热 37.5~37.8℃，每日大便 4~5 次，皮肤、巩膜黄染且逐渐加深，舌红、苔微黄，脉弦细。中医辨证：肝经癥积。西医诊断：肝癌肝右叶部分切除术后黄疸。治宜疏肝散结，清热解毒。处方：柴胡 10g，当归 30g，赤芍 30g，生牡蛎（先煎）60g，玄参 15g，川贝母 10g，桃仁 12g，郁金 15g，川楝子 15g，泽兰 15g，茵陈 30g，栀子 10g，地骨皮 15g，黄柏 15g，青蒿 15g，生石膏（先煎）45g，土茯苓 30g，土贝母 15g，白花蛇舌草 60g，半枝莲 30g，半边莲 15g，金钱草 30g。

1992 年 6 月 18 日二诊，病情好转，黄疸减轻，纳可，下午浮肿甚，外院 X 线复查：胸水已吸收，胸膜粘连。舌脉同前。效不更方。

1992 年 8 月 17 日三诊，患者已回原籍，来信诉精神好转，黄疸已完全消退，肝区疼痛，下肢轻度浮肿，大便每日 3~4 次，要求制丸药长期服用。取柴胡 100g，赤芍 300g，当归 300g，生牡蛎 300g，郁金 150g，桃仁 120g，川楝子 150g，蟅虫（土鳖虫）120g，川贝母 100g，玄参 150g，海藻 150g，昆布 150g，海浮石 180g，土茯苓 300g，土贝母 150g，白花蛇舌草 300g，半枝莲 300g，半边莲 300g，共研末，制蜜丸，每丸 10g，每次服 3 丸，日服 2 次。

1993 年 7 月 26 日四诊，除有时右胁痛外，症状已基本消失，肝功能正常，1993 年 7 月 23 日 B 超复查结果：肝癌术后 1 年半，肝形态不大，内回声粗精不均，表面呈小回声结节，右肝较大，符合肝硬化改变。舌红、苔微黄，脉弦细。效不更方，继续予疏肝散结、清热解毒治疗以巩固治疗。

按：本例是经手术病理确诊的肝癌患者，术后恢复甚差，因此，在疏肝散结方的基础上，加用大剂量土茯苓、土贝母、半枝莲、半边莲、白花蛇舌草清热解毒以疗恶疮，茵陈、栀子、黄柏、金钱草利胆退黄，桃仁、郁金、川楝子、泽兰疏肝理气，地骨皮、青蒿清骨蒸劳热。有研究报道：丹参有促使癌肿转移之嫌，故在此场合，一般都避而不用。

［体会］

足厥阴肝经主支起于足大趾，上行经膝、大腿内侧绕阴器，至小腹，挟胃两旁，属肝，络胆，向上穿过膈肌，分布于胁肋部，沿喉咙的后边，向上进入鼻咽部，上行连接目系，出于额，与督脉会于头顶。在经脉之间，又有交接延伸，故肝经癥积可及全身诸躯百骸。肝主疏泄，疏泄功能正常，则气机调畅，气血和调，经络通利。反之肝失疏泄，则气机不畅，肝气郁结，脏腑失和，或怒动肝火，或湿痰凝滞，营卫气血瘀滞。基于对这组病变共同的病理生理基础的认识，依据疏肝散结大法，研制疏肝散结方以清热消痰、软坚散结。临床实践，屡验屡效，使部分患者免受手术之苦。疏肝散结方治疗位于肝经经络上的良性占位性病变，无疑也为经络学说指导中医临床实践提供了有力的证据。

（原载《中级医刊》1994 年第 29 卷第 9 期）

消臌汤治疗肝性腹胀的临床及机制探讨

肝性腹胀系慢性肝病所致的难治性腹胀。中医又称臌胀——气臌与水臌，我们应用消臌汤治疗观察了 16 例，并采用核素肝血流动态显像测定肝灌流指数（HPI），24 h 尿羟脯氨酸（HYP）定量测定，进行血液流变学及甲皱微循环测定，与正常组对照，治疗前、后自身对照，效果满意，现报道如下。

[资料与方法]

一、临床资料

1. 正常对照组 60 例（男 30 例，女 30 例），为无肝脏和心脏病史，肝功能及超声波检查正常的本院工作人员，由各协作单位组织并检测正常值。

2. 慢性肝病患者 16 例（男 9 例，女 7 例），年龄 31~65 岁，为 1988 年 9 月 ~ 1990 年 6 月我院住院患者，有典型全身及消化道症状，以腹胀为主。病程 4 个月 ~20 年。经临床、实验室、B 超等检查，并根据 1984 年 12 月南宁会议制定的《病毒性肝炎防治方案（试行）》[《中华内科杂志》1985；24（增刊）：52] 和上海医科大学《实用内科学》有关章节规定，分别诊断为慢性肝炎 5 例，脂肪肝 3 例，肝炎后肝硬化 8 例；其中肝功能代偿期 9 例，失代偿期 7 例，伴腹水 5 例。

二、方法

1. 治疗慢性肝病患者口服中药消臌汤（由柴胡、当归、赤芍、丹参、桃仁、郁金、川楝子、桔梗、生牡蛎等组成）每日 1 剂，15 天为 1 个疗程，分别检测治疗前、后下述 4 项指标，自身对照。

2. HPI 测定参看文献 [《中西医结合杂志》1991；11（11）：685]。

3. 24 h 尿 HYP 定量测定 （1）受检者在收集尿的前一天和当天，均限制高胶原饮食，如各种肉类、明胶、海参等。留尿容器中预先加入 1 ml 甲苯防腐。收集 24 小时尿，摇匀，记录总体积后取 10 ml，–20℃冻存待用。（2）试剂：Ehrlich 醛试剂取对二甲基氨基苯甲醛 12.5 g 溶于 13.5 ml 浓盐酸，加入 80 ml 异丙醇，用时现配。乙酸柠檬酸盐缓冲液（pH6.0）：乙酸钠·3 H_2O 57.0 g，柠檬酸三钠·2 H_2O 37.5 g，柠檬酸 5.5 g，加水至 1 L 溶解。氯胺 T 试剂：氯胺 T 7.0 g 溶于

100ml 蒸馏水，并用上述缓冲液稀释 5 倍。羟脯氨酸：10~40mg/L，4℃保存数日。

（3）步骤：尿样取后，低温保存。用时融化离心，取上清 1ml 加入到 50ml 圆底烧瓶中，并加入 1ml 饱和氢氧化钡，接上磨口回流管，油浴 105℃回流 16h，样品冷至室温加入 0.5ml 1mol/L 盐酸 1.0ml 硼酸盐缓冲液（0.1mol/L，pH 9.1）及 0.25ml 氯胺 T 液，室温放置 25min，再加入 1.0ml Ehrlich 氏液，60℃、15min 冷却，加入 0.5ml 氢氧化钠（6mol/L）和 3ml 甲苯，轻摇 15min，离心 5min，静置片刻，然后取 2.0ml 甲苯层，加入到含 2.0ml 0.003mol/L 盐酸的带盖玻管中，用力摇荡 1s，离心 5min，去掉甲苯层，取水相，于 550nm 测光密度。

4. 血液流变学测定 （1）仪器、试剂：Low-Shear 30 黏度计、血栓弹力仪、Backman TJ-6 低温离心机、4400 计数器、BHG 离心机、分光光度计、PBS Buffer EDTA 1.29% $CaCl_2$ 溶液、12.5% 亚硫酸钠溶液、双缩脲试剂、细胞计数稀释液。（2）操作：①血常规由 4400A 计数器完成；②红细胞比容由 BHG 离心机完成；③全血黏度测定：由计算机操纵测量程序，取抗凝血 0.5ml 置于 Low-Shear 30 测量杯中，分别用 $84.5s^{-1}$、$0.94s^{-1}$ 等不同切速测其全血黏度；④红细胞变形能力测定：用 PBS-Bufer 液洗全血 3 遍，基本洗去其中的血浆及大部分白细胞，再用黏度计测量，方法同上，所测出的红细胞黏度即为红细胞变形能力；⑤纤维蛋白原定量：用 12.5% 亚硫酸钠将血浆中纤维蛋白原析出，用双缩脲反应后再用分光光度计测定。

5. 甲皱微循环测定参照中国生理科学会病理生理学会第一届微循环专题讨论会拟定的《人体微循环观察的设备、指标及操作常规》(《中华医学杂志》1984；64：10）进行。

［结果］

1. HPI 正常对照组（男 7 名），年龄 18~52 岁，HPI 值（$x \pm Sx$）为 33.9 ± 4.1%；慢性肝病患者（16 例）治疗前、后 HPI 值分别为 48.9 ± 7.0% 和 45.6 ± 6.0%（$P<0.01$）。与正常对照组比较，有显著差异（$P<0.01$）。

2. 24h 尿 HYP 定量测定 对照组（男 8 名，女 2 名），年龄 23~48 岁，24h 尿 HYP 值（$x \pm Sx$）为 17.7 ± 4.1mg；慢性肝病患者治疗前、后分别为 26.9 ± 22.6mg 和 35.9 ± 32.8mg，与对照组比较均有显著差异（$P<0.01$），治疗前、后比较亦有显著差异（$P<0.05$）。

3. 血液流变学测定 肝功能代偿组、失代偿组患者治疗前、后血液流变学指标测定结果与正常值比较，见表 3-1。

表 3-1 各组治疗前后血液流变学指标比较（$x \pm Sx$）

组别	性别		全血黏度		群体红细胞变形能力		纤维蛋白原	红细胞比容
			高切 （94.5s⁻¹）	低切 （0.945s⁻¹）	高切 （94.5s⁻¹）	低切 （0.945s⁻¹）	（g%）	（%）
正常	男（30）		4.94 ± 0.4	19.2 ± 3.4	4.09 ± 0.18	7.83 ± 0.97	0.38 ± 0.1	47.12 ± 0.65
	女（30）		4.29 ± 0.43	13.84 ± 2.79	4.07 ± 0.29	7.61 ± 0.75	0.44 ± 0.08	41.90 ± 3.13
代偿	男（6）	治前	5.34 ± 0.59*	20.33 ± 2.56	4.37 ± 0.43*	9.17 ± 2.53*	0.48 ± 0.10	45.50 ± 3.67
		治后	5.06 ± 0.62	18.89 ± 5.12	4.02 ± 0.49	7.58 ± 1.51	0.50 ± 0.11	45.25 ± 4.6
	女（3）	治前	5.48 ± 0.31*	18.68 ± 4.79*	4.38 ± 0.12*	10.70 ± 1.19*	0.51 ± 0.08	45.67 ± 2.52*
		治后	4.63 ± 0.41	15.20 ± 2.45	3.95 ± 0.77	7.86 ± 2.80	0.52 ± 0.07	42.67 ± 1.63
失代偿	男（3）	治前	4.45 ± 1.08*	14.19 ± 4.69*	2.96 ± 0.55*	6.29 ± 1.75*	0.40 ± 0.26	41.67 ± 5.51*
		治后	4.86 ± 1.03	14.62 ± 4.48*	4.08 ± 0.14	7.67 ± 0.65	0.40 ± 0.10	44.67 ± 4.04
	女（4）	治前	3.23 ± 1.25	8.81 ± 7.32*	3.13 ± 0.92*	5.10 ± 2.18*	0.38 ± 0.09	31.25 ± 13.40*
		治后	3.78 ± 1.02	10.46 ± 5.57*	4.46 ± 0.38	9.23 ± 2.29	0.40 ± 0.06	37.5 ± 8.54

注：与正常组比较，*$P<0.05$，（ ）内为例数

结果表明，肝功能代偿组患者除男性全血黏度低切组外，各组治疗前数值均高于正常对照组，治疗后均恢复到正常。纤维蛋白原定量治疗前后变化不明显，且与正常对照组比较差异不显著。红细胞比容女性组治疗后由高于正常值变为接近正常，其余治疗前后差异不显著。

肝功能失代偿组除女性全血黏度高切组外，各组治疗前数值均低于正常对照组，治疗后除男、女全血黏度高切组仍低于正常对照组外，其余各组均恢复正常；群体红细胞变形能力除男性低切组治疗前后差异不显著外，各组治疗前后差异显著。纤维蛋白原定量治疗前后变化不显著，与正常对照组比较差异不显著。红细胞比容，男、女两组治疗后由低于正常值变为接近正常值。

4. 甲皱微循环变化　16 例患者甲皱微循环测定结果见表 3-2。

表 3-2 肝性腹胀患者治疗前、后甲皱微循环变化

	清晰度			排列		管襻数	管襻直径（μm）			形态			流态				流速		出	渗	细胞	乳头
	清晰	模糊	整齐	紊乱	条/mm	输入支	襻顶	输出支	畸形率	畸形例数	襻顶瘀血	线流	线粒流	粒流	粒缓流	快	慢	血	出	聚集	下静脉丛扩张
治疗前 （n=16）	4	12	4	10	6.04 ± 1.19	10.10 ± 1.34	16.35 ± 2.27	12.85 ± 2.11	0.57 ± 0.33	22	12	2		12	2	2	14	1	14	4	4
治疗后 （n=16）	12*	4*	10	6	7.66 ± 1.07	10.13 ± 1.14	15.51 ± 2.21	12.21 ± 0.17	0.11 ± 0.17*	3	3*	11	3	2		13	3	0	0	0	0

注：与治疗前比 *$P<0.05$

结果表明，治疗后甲皱微循环清晰度、畸形率、袢顶瘀血、流态、流速、渗出情况较治疗前有明显改善；管袢数、管袢直径治疗前后无明显差异。

5. 16 例患者腹胀症状在治疗后 14~84 天消失，平均 38.9±21.5 天，4 例少量腹水全部消失，时间为 7±63 天，平均 33.2±27 天，1 例大量腹水，45 天后变为少量。其他临床症状及生化指标等均有不同程度改善。

[讨论]

肝性腹胀临床证候错综复杂，病机为肝脾气机郁滞、三焦气水通路失调、水湿内停。血瘀气滞、经隧阻塞、血不养肝，关键在于血瘀。表现在肝脏病理学上肝纤维化的形成，门静脉血回流入肝所面临阻抗增加，门脉压力增高，侧支循环的开放扩大，血浆胶体渗透压减低，脾功能亢进，凝血缺陷和出血等肠腔积气和腹腔积水不能及时得以疏导而出现腹中胀气和腹水，故治瘀、治血常常是治本之法。基于以上对肝性腹胀的学术见解和多年的临床经验研制的消臌汤以治肝瘀活血软坚为基础，通利三焦则是通过开泄肺气来取得的，因肺外通皮腠，又能通调水道（三焦），下及膀胱，且三焦又是元气之所终始的气道。方中当归、赤芍、丹参、桃仁、郁金等守治肝治血之本；柴胡、川楝子等疏肝泄肝使血随气行；生牡蛎等虫、介类药物，磨化久瘀，软坚消积；桔梗等开利肺气，肺气宣通则使三焦通利，气水畅流，从而消除腹胀与腹水。

肝灌流指数测定等 4 项实验室检查，证实了消臌汤确有使肝纤维化减轻，门静脉回流入肝阻力降低，改善血液流变学和微循环的作用。这无疑大大有利于促进肠肝循环，使肠腔积气和腹腔积水得以及时回流入肝，再由腔静脉系统至肺和膀胱排出。

（原载《中国中西医结合杂志》1994 年增刊）

消臌汤治疗肝性腹胀患者甲皱微循环观察

肝性腹胀系慢性肝病所致的难治性腹胀。我们应用消臌汤治疗 16 例，在观察临床疗效的同时，观察治疗前后甲皱微循环变化，并自身对照，效果满意，报告如下。

[对象和方法]

1.检查对象：慢性肝病患者 16 例，男 9 例，女 7 例，为我院 1988 年 9 月 ~ 1990 年 6 月住院患者，有典型全身及消化道症状，以腹胀为主，病程 4 个月 ~20 年。经临床、肝功能、胃镜、B 超、CT、肝穿刺等检查，按 1984 年 12 月南宁会议制定的《病毒性肝炎防治方案（试行）》，符合慢性迁延性肝炎 5 例，脂肪肝 3 例，肝炎后肝硬化 8 例。其中肝功能代偿期 9 例，肝功能失代偿期 7 例，伴腹水 5 例。

2.仪器和方法：①仪器：美国产 Bausch Lomb WB 3984 型显微镜、物镜测微器、电视录像系统。②方法：参照中国生理科学会第一届微循环专题讨论会拟定《人体微循环观察的设备、指标及操作常规》（供临床试用方案），对患者治疗前、后分别进行甲皱微循环电视录像，每次连续观测三个清晰镜头，对管袢清晰度、排列、管袢数、袢顶瘀血、出血、渗血、细胞聚集、乳头下静脉丛扩张进行目测；测算畸形管袢占总数的百分比；连续测量三支管袢的输入支、袢顶、输出支直径，求平均值。按田牛倡导的方法并结合中国中医研究院针灸经络研究所微循环室制定的流速标准，即光点速度，线流 >1.96/s，线粒流 0.91/s，粒流 0.52/s，粒缓流 0.21 mm/s，将流态半定量分为线流、线粒流、粒流、粒缓流四种。③慢性肝病患者每日口服中药消臌汤煎剂一帖，分别于治疗前、治疗后 45 天观测甲皱微循环，自身对照。

[结果]

1.疗效：16 例患者腹胀症状在治疗后 14~84 天消失，平均 38.9 ± 21.5 天；4 例少量腹水全部消失，时间为 7~63 天，平均 33.2 ± 27.0 天；1 例大量腹水，45

天后变为少量。其他症状、肝功能指标等均有不同程度改善。

2. 甲皱微循环的变化结果：附表表明，治疗后甲皱微循环清晰度、畸形率、袢顶瘀血、流态流速、渗出情况较治疗前有明显改善（$P<0.05$），管袢数、管袢直径治疗前后无明显差异（$P>0.05$）。

表 3–3　甲皱微循环治疗前后的变化

	清晰度		排列		管袢数	管袢直径（μm）			形态		袢顶瘀血	流态				流速		出血	渗出	细胞聚集	乳头下静脉丛扩张
	清晰	模糊	整齐	紊乱	条/mm	输入支	袢顶	输出支	畸形率	畸形例数		线流	线粒流	粒流	粒缓流	快	慢				
治疗前（n=16）	4	12	4	10	6.04±1.19	10.10±1.34	16.35±2.27	12.85±2.11	0.57±0.33	22	12	2		12	2	2	14	1	14	4	4
治疗后（n=16）	12*	4*	10	6	7.66±1.07	10.13±1.14	15.51±2.21	12.21±0.17	0.11±0.17*	3	3*	11	3	2		13	3	0	0	0	0

[讨论]

基于对肝性腹胀的学术见解和多年临床经验，消臌汤以化瘀活血、软坚开利三焦为治疗原则，方中柴胡、当归、丹参、桃仁、川楝子等疏肝行气理血，桔梗等开肺气、利三焦以开气道、消腹胀、生牡蛎等软坚消肿，使气行血散，积水流通。16 例患者腹胀症状在短期内全部消失，腹水消失或减少。

甲皱微循环障碍在一定程度上反映着机体微循环障碍，对中医血瘀证能提供有价值的诊断。空军总医院观察了 258 例各种常见病的甲皱微循环，认为异形管袢出现常见于慢性疾病，如冠心病、慢性肝炎等。本文治疗前甲皱微循环清晰度模糊、排列紊乱、形态畸形、袢顶瘀血、流速减慢、渗出增加、细胞聚集、乳头下静脉丛扩张等反映了这类患者肝脏及微循环损害的严重性。经过消臌汤治疗，除了临床症状、肝功能指标改善外，甲皱微循环的指标亦相应得到改善，证实了该方确有改变微血管形态和血液流态，缓解血管痉挛，促进血液循环，使血流加速，减轻组织缺血缺氧状态，促进肝脏功能恢复的作用。新近对消臌汤中丹参的研究较多，提示其抑制血小板合成前列腺素、抑制血小板黏附聚集和血小板第 3 因子，延长血清凝血酶原时间，抑制凝血功能和促进纤溶系统的功能，在体外可抑制血栓形成，其提取液能使去甲肾上腺素所致大鼠主动脉条收缩得以舒张，有助于丹参对改善微循环作用的解释。

微循环的改善，无疑能促进肠腔气体吸收并随门静脉回流入肝，再经腔静脉系统至肺呼出，为临床腹胀症状的消失提供客观依据。这与印会河教授提出的本病早期即开始肝内积瘀，由血瘀而产生气滞、腹胀、再由气滞而使水停、腹水乃作，强调中医以三焦为气的通路，治气治水必须通利三焦，又因病本在肝，由血瘀引起气滞，故疏肝理血（瘀）必须作为治本之法，疏肝是疏理肝脏之气血，使血气流通而气水得以从三焦外出，气可以出于肺与皮腠，水可以下出膀胱，气水既行则腹胀腹水便可以消失。

（原载《新消化病学杂志》1993 年第 1 卷第 4 期）

三金排石汤

组成：海金沙 60 g，川金钱草 60 g，鸡内金 12 g，石韦 12 g，冬葵子 9 g，硝石（包）15 g，车前子（包）15 g。

主治：泌尿系统结石。

用法：1 日 1 剂，水煎，2 次分服。

供方医师：印会河（北京中日友好医院）

（原载《河南科技报》2000 年 7 月 4 日第 4 版）

医案治验

杂病治验

一、脏躁

李姓妇人，年三十余，农民，住江苏省靖江县礼士乡（该乡现已撤销）。1954年春郁郁寡欢，内心畏怯，渐至不言不笑，畏见光，多呵欠，闻声则惊恐倍增，不时悲伤痛哭，涕泪纵横。询之，患者自谓两三月来身畔经常见有一人跟随，终日不离左右，呼之不应，驱之不退，颇以为累。诊得脉沉细而微，舌白，面色黯然。据《金匮》妇人脏躁病及五脏风寒积聚篇谓："邪哭使魂魄不安者，血气少也，血气少者属于心，心气虚者，其人则畏，合目则眠，梦远行而精神离散，魂魄妄行"，因之诊为妇人脏躁，以甘麦大枣汤为主。方用：甘草12g，小麦30g，大枣十枚，归身9g，柏子仁9g，茯神9g，酸枣仁9g炒，五味子3g，赤油桂1.5g，煎服3剂而愈。又有徐姓女年40未嫁，江苏靖江九圩乡（该乡现已撤销）人，平素身体健实。1954年春，突患邪哭不止，泪出涔涔，虽自觉其无谓，但不能强制之，询之起于行经之后。时感心中悬悬，多呵欠，两目羞明，常以手掩面，舌白，脉虚细，当亦诊断为脏躁病，投以生甘草15g，小麦45g，大枣十二枚，灵磁石30g，茯神9g，远志6g，五味子3g，两剂即愈。

后又诊治潘某某，女性，年四十许，江苏大丰县（现大丰市）人。1956年时在南京工作，怀孕两月以后，即感头重心烦，时时纳闷，无端啼泣，彻夜不能成寐，两目羞明，恶闻声响，语音低微，断续不继，脉虚细而两寸浮动，舌少苔而尖绛，为拟甘麦大枣汤合柏子养心汤法，约服十余剂而愈。

按：甘麦大枣汤原方用甘草三两，小麦一升，大枣十枚，药味虽少而用量则大。就这3味药的主要作用来看，最根本的是养心益血，故笔者在使用时，常常配合一部分"养心汤"的药物，如兼气虚则用参芪，心气不收则加远志、酸枣仁、茯神、五味子之类，一般效果良好。

二、虚风

患者顾某某，男性，年二十许，江苏靖江周王乡（该乡现已撤销）人，务农为业，兼做竹工。一向身体健实，1954年春，突然手足痿弱无力，擎物时不自觉从手中失落，行路时完全失去自主能力，讲话时口吃得很厉害，颠三倒四，若不尽所言者。余结合其脉细肢冷，面部表情淡漠等见症，诊断为肾阳不足，虚风内动之证。宗刘河间治暗痱的成法，投以地黄饮子。方用：大熟地12g，山萸肉9g，川石斛9g，大麦冬9g，五味子6g，淡苁蓉9g，远志6g，云苓9g，石菖蒲6g，赤油桂2.4g，熟附片6g，巴戟天9g，破故纸9g，连衣胡桃肉30g，苏薄荷1.5g，3剂而愈。又治李某某，南京市人，年51岁，家庭妇女，1954年开始患手足痿软乏力，舌謇不能言，迭经中西医治三载，病情未能松减。1957年秋后始来治疗，第一次就诊时，诊得脉细而虚，四肢逆冷，独面部则红润逾恒，唇若涂脂。询知患者自得病后经常默默嗜寐，特别在白昼更甚，不择时间、地点与条件如何，概可酣然成寐，甚至早晨刚起床即思眠，曾多次在吃饭及为炊时，即恬然入梦乡，邻里每引为笑谈。乃初步确定其为肝虚经络废弛之虚风证，根据河间治暗痱用引火归原，滋水涵木之法，投以地黄饮子，时因地黄市场脱销，乃以制首乌代之，处方为制首乌12g，茯神9g，川石斛9g，麦冬9g，五味子3g，石菖蒲6g，山萸肉9g，淡苁蓉9g，赤油桂3g，熟附片6g，巴戟天9g，苏薄荷1.5g，生姜三片，大枣三枚，连衣胡桃肉30g，先后服20剂始愈。

按：对李某某的疾病进行治疗时，是以3剂药为一个疗程，经过一个疗程复诊一次，患者在第4次复诊时其四肢及舌部功能已基本上恢复，语言和行路一如常人，仅胸部痞窒未除，先后复诊凡六七次，用药概不离此范围，唯最后一次复诊时病者自谓胸部已不觉闷，但喉间时感有物梗阻不畅，咯之有蚕豆大的痰块，甚坚，审系风痰未尽，乃就原方加入全蝎1.5g，服2剂寻愈。

又按：河间地黄饮子所用药物，在原方即达15味之多，其中助阳、补阴、发散、收敛之品，在所皆有，看起来似较复杂，但在使用该方以后，发觉其间结构非常谨严，远不似如前所臆测者。笔者在治疗李某某疾病的过程中，曾一度因患者的虚火症状已经消失，津气不虚，故减去石斛、麦冬，结果引起了火势上炎，不但出现了口干和痰黏不出的见症，并连患者的两腿周围，亦显有赤腐形迹，当即继续使用，虚火上炎征象又告平复，即此一端，可见古人的制方选药，是有他的实地经验和根据的。

三、痰厥

患者张某某，江苏靖江法喜乡（该乡现已撤销）人，年二十许，小学教员，素体无恙，1951年初夏，突然在睡眠后发生魇梦不醒之证，其病呼吸如常，面色不改，唯呼之不应，触之不觉，体温不如常人，以是邻里咸惊为怪病。及笔者往诊时，患者如假死者已二三日，余先以手触其额，次按胸腹，均感其身热不加，以针强刺其唇中及虎口（即水沟与合谷穴），仅见微以眉峰一蹙而已，乃诊至尺肤，则发现患者两手沉冷过肘，足部之冷，亦已超过膝部，并根据其六脉沉迟，唇舌暗淡等见症，确认其病属寒痰厥逆，为拟三生饮方做汤一服而苏。

用生川乌3g，生附子3g，天南星4.5g，广木香3g，石菖蒲6g，朱砂0.3g，灯心3尺。

后又治叶姓妪，年五十余，江苏省靖江县周王乡（该乡现已撤销）人。素有伤力黄之证，头眩心悸，肤色淡黄而足肿胀，年久失于调治。1954年苏北大水为灾，时当夏月，而寒冷不减深秋，该患者的病情便转恶化，终日懒言默语，似醉如痴，嗜眠不已，给以饮食，虽自知张口吞咽，但不给食则终日昏睡，询其所苦，则所答杳非所问，病延旬日，唇舌㿠白，四肢冷过肘膝，脉来沉迟而细，当诊断为寒痰厥逆之证，投以三生饮加木香、菖蒲、远志，服2剂即苏。

按：三生饮中乌、附、星3味药，均辛烈有剧毒，并能令人麻醉，故近世医家，多不见采用，但大病当前，出奇应变，往往可以化险为夷，不过适合病情，还是最重要的一个关键。

四、悬饮

患者汪姓妇人，年三十余，农民，江苏省靖江县法喜乡（该乡现已撤销）人。素有胃寒吐水之证，怀孕六七个月，突患胸攻窒痛，屡治不愈，经小产后，病势更甚，脘腹部膨隆如覆盆状，从胸至腹硬满而痛，手不可触近，不能眠睡者已五六日。察之，患者神气虽疲，但脉殊弦劲，大便不通已近旬日，小便亦极少，舌白苔腻，面带赤色，口渴拒饮，强饮之亦必倾囊吐出乃安。笔者乃根据仲景治"悬饮内痛"及"心下痞硬满，引胁下痛，干呕短气"用十枣汤法治之，方用煨大戟、煨甘遂、芫花熬各3g，共研末，以大枣肥者20枚去皮核，包裹药末，分3次吞服，日服1次。得药后狂泻二三次，寻即痊愈。

又患者叶姓妪，年五十余，农民，江苏靖江普正乡（该乡现已撤销）人，素有胃痛之证，遇冷则发，1952年冬，因作劳过度，兼之感寒较深，发作转甚，阵阵剧痛，痛甚则肢冷脉伏，昏沉不语，与之汤药，入口即吐，屡经西医注射阿托品、吗啡之类的药物，无效。至笔者前往诊时病已延续二日，患者气息微弱，语音低沉，约半小时即可因痛而昏厥一次，按脉则沉弦有力，舌白，肢冷如冰，过于肘膝，胸胁部不可手近，大便三四日未一行。余亦根据悬饮内痛法，投以十枣剂，服后得大便狂下稀水而愈。

按：十枣汤是一种峻烈的攻水剂，遂、戟、芫花三药均有剧毒，对胃能起强烈的刺激作用，会引起呕吐，故一般不适宜煎汤服用。仲景用十枣汤采用枣汤送下药末，陈无择《三因方》改为丸剂，主治略同，制剂似较汉时为进，但服后仍不免又戟胃呕吐等现象。由于服用本方有以上的弊端，故笔者在近十年乃改变了本方的用法，原方剂量不变，在服用时则以枣肉裹药末吞服，结果效果良好，并无戟胃的副作用。

（原载《中医杂志》1959年第9期）

重症肝炎 1 例治验

曾有一例重症肝炎，临床上酷似壶腹区肿瘤所致阻塞性黄疸，本拟剖腹手术探查，因家属拒绝手术，后采用中药治疗而取得较满意的效果，现报告如下。

[病历摘要]

郝某，男，58 岁。住院号 756 号（北京市和平里医院号），1973 年 6 月 13 日入院。患进行性黄疸已两个半月。初起感乏力、食欲减退、恶心、尿色黄，半个月后出现黄疸，经北京某传染病医院诊为黄疸型传染性肝炎。住院 40 天，经中药、保肝药及激素治疗，病情日渐加重，黄疸进行性加深，中等度发热（体温 38℃左右），体重明显减轻，经会诊于 1973 年 6 月 1 日转某医院外科，诊为阻塞性黄疸，怀疑胰头癌、胆管癌，准备做剖腹探查手术。查总胆红素 31.5 mg/dL（直接胆红素 16.9 mg/dL），碱性磷酸酶 7.6 布氏单位，谷丙转氨酶 800 U/L 以上，麝浊 4 单位，锌浊 3 单位。经抗菌药、维生素治疗，黄疸继续加深，体温在 38~39℃之间，因家属拒绝手术，于 6 月 13 日转住北京市和平里医院。

诊见：重度黄疸，发热，纳差，消瘦，乏力，腹胀，恶心，便色灰白，溲黄，体温 38℃，脉搏 54 次 / 分，血压 104/66 毫米汞柱。慢性重病容，一般情况差，神清合作，舌面平滑无苔，色晦暗如猪肝，脉虚细，全身皮肤深度黄疸，色黧黑，心肺无特殊，腹软稍胀，肝在肋下 3 cm，剑突下 4 cm，质较硬，无明显压痛，脾未触及，剑突下似有肿块，腹水征（－），下肢稍浮肿，神经系无特殊。化验：血红蛋白 10 g/dL，红细胞 3.5×10^{12}/L，白细胞 21.2×10^{9}/L，中性粒细胞 84%，血沉 70 mm/h，尿蛋白微量，大便潜血（－）。

入院后西医诊断为阻塞性黄疸，怀疑胰头或胆道肿瘤，给予抗菌药、维生素等治疗。中医辨为黑疸女劳（主要根据其黄疸色深而暗黑，以及腹胀等症状而定）。治宜益气软坚，清热燥湿。处方：太子参 15 g，麦冬 9 g，玉竹 9 g，生牡蛎（先煎）30 g，丹参 30 g，茵陈 30 g，栀子 9 g，黄柏 9 g，夏枯草 15 g，海浮石 15 g。

6 月 19 日二诊：服上药 6 剂，自觉精神好转。舌根苔起，尿色转淡，大便转黄，但仍腹胀明显。上方加紫菀 9 g，桔梗 9 g，泽兰 15 g，莪术 9 g。

6月25日三诊：服上药5剂后，体温37℃，身黄减退，胃纳有好转，唯腹渐胀大出现腹水，尿少，舌紫暗，脉沉弦。改用化瘀软坚，开利三焦之法。处方：鳖甲（先煎）30g，青皮9g，莪术9g，丹参30g，泽兰15g，夏枯草15g，海藻15g，昆布15g，生牡蛎（先煎）30g，茵陈30g，栀子9g，黄柏9g，太子参15g，麦冬9g，原蚕沙（包）30g，紫菀9g，桔梗9g。

7月16日四诊：服上药15剂，尿量增加，腹水向退，腹胀已不明显，全身黄疸明显减轻，但近两日来出现神志模糊，舌红，脉弦细数。化验：麝香草酚浊度试验20U/L，麝香草酚絮状沉淀试验（+++），谷丙转氨酶584U/L，黄疸指数36单位。改用凉血化瘀，佐以开窍之法。处方：生地15g，赤芍15g，丹皮9g，柴胡9g，黄芩9g，生牡蛎（先煎）30g，丹参15g，当归15g，赤小豆30g，广郁金9g，菖蒲9g，麦冬9g，紫菀9g，桔梗9g。另：局方至宝丹一丸，温开水送下。

8月10日五诊：服上药20剂后，神志昏糊基本消失，巩膜黄染明显消退，食欲增加，能食瘦肉及蛋类，主食每天能进250~300g，精神体力有所恢复，能自己起床活动。化验：麝香草酚浊度试验16单位，麝香草酚絮状沉淀试验（+++），谷丙转氨酶158U/L，黄疸指数14单位，A/G=2.3/3.8。治疗仍以活血软坚为主。处方：生地15g，赤芍15g，丹皮9g，柴胡9g，生牡蛎（先煎）30g，当归15g，赤小豆30g，丹参15g，麦冬9g，沙参15g，川贝母9g，广郁金9g，川楝子22g，夜交藤15g。

9月3日六诊：经服上方20余剂，神志全清，能下床活动并自理生活，唯尚有轻度黄疸和腹水。根据患者胃纳情况，隔一日或两日服上药1剂。自此病情日见好转，体重明显增加，一般情况良好，腹水（－），脾肋下1.5cm，肝肋下1cm、质较软。化验：麝香草酚浊度试验12单位，麝香草酚絮状沉淀试验（++），谷丙转氨酶正常，黄疸指数8单位，A/G=2.68/4.80。

于1973年12月15日出院。患者在住院期间，一直拒服西药，连维生素类保肝药物均未服用，坚持服中药治疗。

1974年10月10日随访：腹软，肝肋下1cm，脾肋下1cm。谷丙转氨酶正常，麝香草酚浊度试验14单位，麝香草酚絮状沉淀试验（+）。

［体会］

本例出院诊断为重症肝炎，属于中医学的"黑疸女劳"范畴。住院半年，服中药120多剂，在治疗上可分为四个阶段：

1.由于肝胆热毒病久，邪盛正衰，正不胜邪，面黧黑而发热，舌平滑如猪肝，脉虚细小，病情急重，遵"急则治其标"之旨，投以养气育阴合清热燥湿之剂。药后身热退，尿转淡，大便转黄，舌根苔起，精神胃纳均有好转，达到了扶正以祛邪的目的。

2.腹水的出现，是因血瘀则气滞之故，所以改从化瘀软坚、开利三焦之法。也就是在化瘀软坚的同时，加桔梗、紫菀开肺气以利三焦。三焦是气道也是水道，肺气开、三焦利，则水气通调，故腹胀减、腹水去。化瘀软坚，疏通肝胆，则身黄亦明显减退。

3.由于出现了神志昏糊、语言不清的肝昏迷前期症状，所以改为凉血化瘀，并佐以局方至宝丹开窍，使神志很快清楚。

4.病情基本稳定后，由于余邪未尽，正气待复，所以仍以活血软坚、益气养肝为主，借以祛瘀生新、巩固疗效。

（原载《广西中医药》1984年第7卷第1期）

中毒性脑病后遗症验案

一、治疗过程

患儿韩某某，男性，2.5岁，本院职工介绍就诊。据斋堂医院病情介绍记载：诊断为中毒型痢疾，高热惊厥。经用各种抗菌药，配合氢化可的松、镇静剂等，3天来仍无效，发现患儿反应迟钝，吃奶差，精神弱，易哭闹，出现共济失调，考虑中毒性脑病，静点细胞色素C 15mg，共用两天，并给极化液。5天后热退，大便日一二次，但进食困难。8天后眼神发呆更明显，似乎失明，不能认人，不时"啊！啊！"喊叫。于是转市内某大医院，门诊以"中毒性脑病后遗症，脑脱髓鞘"收入院，当时体检如下：

R 28次/分，P 120次/分，T 37.3℃，发育正常，营养中等，表情呆滞，神志恍惚，不能坐起，不能吃奶，时发单调叫喊。瞳孔等大，对光反射迟钝，眼球活动，不能注视，睫反射消失，角膜反射消失。肝肋下1cm，剑突下1cm，生理反射存在，病理反射未引出。尿、便常规（−），血常规：WBC 11.9×10^9/L，中性杆状核粒细胞2%，中性分叶核粒细胞49%，淋巴细胞45%，单核细胞4%，心电图示窦性心律不齐，房性期前收缩，P V5 三联律；睡眠脑电图未见病理波。7月13日，建议转中医治疗失明和痴呆。诊断为中毒型痢疾，中毒性脑病后遗症。91659号病案记载："向家属交代病情和预后，讲明后遗症无特效治疗，诊断明确，即出院休养。"

中医门诊检查：患儿失明，瞳孔散大，对光反射消失，失语，耳聋，无意识地乱动，舌质红，指纹紫，脉数。于是先予"凉开"，用安宫牛黄丸两丸分两次服，以清心开窍，后因缺货，代以"清开灵"注射液肌内注射，每次2ml，每日2次，共注60ml；同时开汤药12剂，仿"三甲复脉汤"加味，方用：

生牡蛎（先下）30g	鳖甲（先下）10g	龟板（先下）10g
干地黄4g	生甘草4g	麦冬4g
白芍5g	麻仁4g	阿胶（烊化）4g
五味子4g	夏枯草5g	葛根10g
升麻4g	钩藤10g	

12剂水煎服，日服1剂。

8月7日复诊，服前方12剂，加上同时服用安宫牛黄丸或肌内注射清开灵后，失明、失语、失聪、四肢不随意乱动等症均已消失，但睡时四肢末端仍轻度瘈疭，无意识地咬牙，时而咬人，行走仍很困难。再以前方加生鸡子黄2枚，分两次冲服，共服8剂，未加其他治疗。

9月3日复诊，患儿一切正常，能跑路，能言笑，嘱注意调养，不必服药。

二、讨论

中毒型痢疾，中医称疫毒痢，属温病范围，由于热毒炽盛，侵入营血，引动肝风，蒙蔽心包，故见抽搐神昏，甚则下吸肾阴，使真阴真阳受损，以致出现痴呆或内闭外脱之危候。该患儿的临床表现，基本符合这一病理发展过程。初见惊厥神昏，继之神志痴呆，此乃热邪久羁，深入下焦，吸烁真阴，肾精不能上荣于脑，以致失明、失聪、失语、痴呆；肝血不能濡养于筋，则四肢不用而瘈疭。舌红无苔脉数，皆热耗真阴之症，故予安宫牛黄与清开灵以清热开窍，三甲复脉与大定风珠滋阴清热，潜阳息风。大定风珠除滋补心肾之外，还可留阴敛阳，以防虚脱之虞。加减复脉汤见于《温病条辨》下焦篇，是寓攻于补之方，治真阴耗损，虚热内生，邪少虚多之候。第十八条原文曰："痉厥神昏，舌短烦躁，手少阴证未罢者，先与牛黄、紫雪辈，开窍搜邪，再与复脉汤存阴，三甲潜阳。临证细参，勿致倒乱。"该例的治疗，即依此原则进行，予安宫牛黄等开窍搜邪，而重点在于用复脉、阿胶、鸡子黄等养阴救液，填精补血；加夏枯草、钩藤者，取其入厥阴而降，加强息风之力，加葛根、升麻者，取其入阳明而升，外驱邪热从表而散，内提脾胃之气，助精血之化源，唯有升降运转，才能加强生机，生化不息。否则一派阴柔之药，孤阳难以克化，真阴亦无从填补，必启动阴阳升降之枢机，才有救死扶危之希望。

我们认为该病取得疗效的关键在于辨证准确，用药灵活。患儿初有高热痉厥神昏，当时舌红脉数，这是辨证的要点。处方遣药，则应师古而不泥于古。

现代西医认为中毒性脑病往往随病理改变的轻重而预后不一，后遗症能否康复，也视具体情况而定。该患儿病变虽未波及生命中枢，但从临床表现看，其大脑的损害亦非轻浅，可见中药治疗对促进大脑神经细胞的修复和生长起了良好的作用。现代药理研究认为，三甲、阿胶之类富有人体细胞代谢所需的各种有机、无机营养物质，而葛根黄酮类又有改善脑循环及冠状动脉循环的作用，其余如地黄、芍药、麦冬等药，也多有强心、利尿、升压或抗惊厥、抗炎、抗过敏等作用，所以重用葛根三甲等药，且与他药配合，可能对改善大脑神经细胞的新陈代谢过程提供了良好的条件，这些虽非定论，但可以作为理解疗效的参考。

（原载《北京中医学院学报》1982年第3期）

肾上腺皮质功能减退 1 例治验

李某，男，45 岁，1972 年 12 月 25 日初诊

自述神经衰弱 20 年。近一年身体羸瘦，体重从 114 斤降至 84 市斤，眩晕耳鸣，心慌胸闷，曾昏倒过数次，困倦乏力，不能行走，恶寒，易感冒，夜尿多（每晚 8 次以上），牙龈及口唇青黑，舌清淡、少苔，脉虚细。

ACTH 试验：

对照尿：17- 羟皮质类固醇 0 mg/24 小时，试验第一天，17- 羟皮质类固醇 1.79 mg/24 小时，试验第二天，17- 羟皮质类固醇 5.6 mg/24 小时。

经某省医院拟诊为肾上腺皮质功能低下，并用泼尼松治疗半年，疗效不显。

辨证：肾精亏虚，髓海不足。

治法：补肾益精。

处方：熟地 12 g，山萸肉 9 g，枸杞子 9 g，菟丝子 15 g，沙苑子 9 g，覆盆子 12 g，鹿角胶（化冲）9 g，紫河车 12 g，补骨脂 12 g，败龟板（先煎）30 g，夜交藤 5 g，茯神 12 g。连服 5 剂后，头晕耳鸣、心慌恶寒均已好转，能在室内行动，但不持久，夜尿由 8 次减至 5 次。连续服用上方两个月。

1973 年 2 月 2 日二诊：耳鸣已消失，头晕心慌、恶寒等均甚轻微，舌青唇黑有所好转，脉已转细弦，夜尿已减至一两次，行动自如。

ACTH 试验（2 月 21 日）：

对照尿：17- 羟皮质类固醇 2.9 mg/24 小时，试验第一天，17- 羟皮质类固醇 3.3 mg/24 小时，试验第二天，17- 羟皮质类固醇 14.7 mg/24 小时。中药效果明显，仍以原方继续服用，并停服氢化可的松，西药仅给予对症治疗。

1 月 24 日二诊：在撤去西药氢化可的松后，病情继续好转，食欲增进，体重上升，恶寒已退，心慌胸闷基本消失，但睡眠不实，睡梦仍多，后脑有时不适，脉仍弦细，苔白，治从前意，原方续服。

5 月 29 日化验：24 小时尿检 17- 羟皮质类固醇 9.1 mg。

患者共服中药 5 个月之久（每天 1 剂），尿 17- 羟皮质类固醇完全恢复正常。体重由 42 kg 增至 51 kg，每晨能跑步 1500 米。1974 年追访，患者身体一直很好，全日上班，并能经受工作劳累的考验。

　　按：中医无肾上腺皮质功能减退之病名。但本病例以眩晕耳鸣为主症，符合"髓海不足"的病机。中医认为肾精生骨髓，脑为髓之海，因髓海不足所致的眩晕、耳鸣，治宜补肾益精为主。精血相生，精亏则血虚，本例身体羸瘦、心慌头昏、脉虚细等，均为血虚之征。精与气相辅相成，精充则气足，精亏则气衰。本例脉虚、困倦乏力、形寒易感冒等，显系精血不足所致的气虚见症。至于牙龈及环唇青黑、不能行走等则为肾虚本症，精、气、血三者俱虚，其本在肾在精，故治以补肾益精为主。本例固守此根本治法，连续服药5个月而获良效。

（原载《广西中医药》1982年第5期）

中医药治愈大肠杆菌性肺炎1例报告

　　患者孟某某，男性，53岁，住院号68333。因间歇高热两月余，发现肺部片状阴影近2个月，于1979年5月21日入院。患者有慢性气管炎八年余。去年入冬以来，一直有慢性咳嗽。1979年3月12日起夜受凉，翌日发热并感咽痛，咳嗽加剧，咳白色泡沫样痰。3月15日体温达39.3℃，并出现腰痛、尿频、尿急。诊为泌尿系感染。经肌内注射青霉素、链霉素3天，四环素1.0g（iv）1周，口服呋喃坦定+TMP 5天，至3月15日体温正常。但尿路刺激症状时重时轻，服药期间于4月16日又发热，咳嗽，右胸痛，吐少量黄稠黏痰。5月1日后出现寒战。傍晚自觉畏寒不能忍受。经检查（4月16日~5月19日）：体温37.2~39.7℃；WBC 4.8~11.4×10⁹/L；尿常规（8次）蛋白0~微量，管型0~3/高。未找到霉菌。尿培养（2次）无细菌生长。大便培养（2次）无致病菌，无霉素生长。血培养（3次）无细菌生长。痰涂片及浓缩未找到结核杆菌。痰培养5次无细菌生长，4次有细菌生长，5月7日痰培养出大肠杆菌生长。（以后相继在5月24日、5月28日、5月31日及6月5日痰培养出大肠杆菌生长）X线片先后6次示右肺上叶炎性症状改变，呈逐渐发展趋势。给予庆大霉素、四环素、红霉素、氨苄西林、吉他霉素、甲氧西林钠、卡那霉素、妥布霉素等配合激素静脉滴入两月余，症状未见改善且有加重。诊断：肺部大肠杆菌引起右上肺炎性改变。

　　治疗经过与随访：患者于5月31日初次会诊，高热（体温40.5℃）、阵发性寒战，热高时咳喘明显，痰鸣气憋，吐白泡沫，黏而不爽，掌烫，口干无汗，舌红苔黄少，脉数。中医诊断为肺痿。端由高热伤津。治以清燥救肺汤加减（桑叶、杏仁、沙参、麦冬、石斛、生石膏、枇杷叶、芦根、阿胶珠、黑芝麻、黛蛤散、鱼腥草、柴胡、五味子）。嘱服4剂。6月4日二诊：身热有下降趋势（体温37.6~38.6℃）。寒战已除，吐沫已爽，中有少量黄痰，口干减轻，苔燥微黄，脉数。再以前方加黄芩、川贝粉治之。三诊：6月14日，咳嗽渐轻，吐沫较爽，晨有黄痰，舌苔已净，脉略数，食欲差，右上胸有压痛（有外伤史），病后出现胸膜刺激症状。体温降至36.7~38.3℃。胸片复查：示右上肺炎性病变密度稍淡、范围有缩小吸收趋势。前方参用肃肺祛痰之剂（桃仁、杏仁、生薏仁、冬瓜子、芦根、鱼腥草、柴胡、五味子、黛蛤散、沙参、麦冬、生石膏、桑白皮、桑叶、黄芩、天花粉、龙胆草、川贝粉）。四诊：6月22日，体温接近于正常，但汗出甚多，恶风明显，时欲加盖衣被。咳嗽渐轻，舌上黄苔稍干。掌烫已退。属邪退正虚之象。治以补气固表，生津液（黄芪、生地、天冬、麦冬、玄参、煅牡蛎、沙参、柴胡、五味子、地骨皮、黛蛤散、黄芩、枇杷叶、芦根、鱼腥草、浮小麦）。五诊：7 月 14 日体温正常，肺部未闻及水泡音。前方为补气养阴，恶风自汗均退，食欲有增，体力较前增加，但午后头晕明显。舌苔中腻，脉正常稍数。阵咳吐沫已轻。仍是气阴未复。以益气养阴善其后（黄芩、沙参、麦冬、五味子、柴胡、黛蛤散、葛根、鱼腥草、黄芪、枇杷叶、芦根、冬瓜子、薏苡仁、西洋参）。此后经过 61 次痰培养未见有大肠杆菌生长。多次胸片复查阴影全部消失，症状亦全部消除，于 9 月 22 日出院。随访 5 年，体健正常工作。

（原载《福建中医药》1986 年第 1 期）

治疗癫狂病一得

癫狂病是一种神志昏乱的疾患，其主症一般为意态失常，言行错乱，心烦少寐，啼笑非时，病情严重时可发生逾垣上屋、行凶杀人等，他如高歌骂詈、弃衣奔跑，则更属常事。在我国医学宝库里，对本病的症状及治疗，早就有了详细记录，用于临床，往往有立竿见影的功效。现根据个人的肤浅体会，结合临床治验，作一次回溯与探讨。

一、对癫狂病的初步认识

中医文献有"重阴者癫，重阳者狂"的记载（见《难经》二十难），故一般言癫狂者多认为癫与狂必须分别立论，以癫为心气之虚，而狂为肝气之实。从症状言：凡患者表现沉静、懦怯、善喜、善悲的多属癫疾，而病中刚暴善怒、爱动者则列为狂病。本着这样的认识，在治疗时常以镇心安神之法为治疗癫疾的要诀；而治狂则以平肝泻火为必由之蹊径，这许多方法，的确对治疗癫狂重起有很大作用。

可是，癫与狂在临床时往往不易分开，在一个患者身上常见有先癫后狂或癫狂交织的现象，这就不得不进一步考虑如何"统一"的问题了。通过对患者的观察，我们认为：癫狂二病，基本上都是与心、肝二经有关的疾患。即以古人所论"癫为心虚，狂为肝盛"之理，我们可以这样考虑：心主周身之血，肝为藏血之脏，血属阴，故举凡思虑、伤神、失精、亡血等等均能损伤及血而耗阴。唯其有心阴（血）之不足，所以导致肝阳之有余，故癫疾多从心虚治，次及于肝；另外，狂病乃自肝实始，次及于心者，大抵恚怒、盛气或高热郁蒸等等，均能引动肝火，肝火内动，则不特易耗营血，从而影响心阴，并亦易于出现刚暴、横逆等现象，使神魂无定。二者虚实之分即在于此。其次本病除心血虚，肝火盛而外，并同时夹有顽痰为祟。考痰为水谷精气所化，若水精输转失利，为阳气所煎熬则成为痰，故当五志、七情、六郁、六淫等等所生之火，煎熬水精使成为痰时，则痰浊即能蒙蔽心窍，使神明失职，因而出现神志昏乱等种种象征，职是之故，对本病的治疗，在安神、镇心、泻火、平肝等大法中，又常常参合除痰开窍之剂。（另有一种陈寒蓄饮，阻塞灵窍，亦可出现昏乱之征，一般称为寒痰厥逆，与本病之脉证疗法，均大相径庭，因避免牵涉过广，故本文不予置论。）

二、治疗癫狂病常用方药分析

对本病的治疗，我们一般即根据以上的镇心、安神、泻火、平肝、除痰开窍的大法进行的。在初起头痛、失眠、多梦、心悸、眩晕、健忘、胸闷时，一般用温胆汤加味。

处方一：

姜半夏 9g	广橘皮 6g	朱茯神 12g
生甘草 3g	江枳实 9g	姜竹茹 9g
焦白术 3g	明天麻 6g	灵磁石（先煎）15g
珍珠母（先煎）15g	陈胆星 6g	石菖蒲 6g
远志肉 6g	朱灯心 3尺	

水煎服。

本方用半夏、橘皮、枳实、竹茹、胆星、菖蒲、远志除痰开窍，降火和胃（胃不和则卧不安，故认为失眠与胃有关），白术、甘草，补脾以除痰湿（脾为生痰之源），磁石、珍珠母、朱砂、茯神、灯心、天麻，镇心安神，平肝息风，基本上符合上面治癫狂的原则，故应用有效。如心火炽甚，见舌绛面赤、烦躁不安等现象时，则兼用朱砂安神丸。

处方二：

黄连 45g　朱砂 30g　生地 30g　当归 30g　甘草 15g

共研末为丸，每次服三钱。

本方除朱砂能镇心安神以外，更有黄连、甘草能泻心火，生地、当归凉血补血，故对心虚火盛者特别有效。

若症见狂乱已甚，或内热便秘，气盛痰涌，以及妇女月经闭阻时，则用礞石滚痰丸开之。

处方三：

金礞石 30g　大黄 240g　黄芩 240g　沉香 15g

上药共研末为丸，空腹时服 15g，得大便黏稠如胶状物时，神志即转清，须继续服用，直至睡眠安适，头脑不胀痛为止，愈后并需注意，不使用脑太过。

本方青礞石是除痰峻品，特别适用于狂躁患者，方用大黄泻血闭，开热结，黄芩清热之功尤显，沉香降气，故本方对七情、六郁生痰阻气之癫狂以及表热传里、瘀热内结等等狂躁疾患，均为有效。

以上 3方，在使用时并不是截然分开，可以斟酌病情，间服或配合使用，如病虽初起，而服第一方效果不显时，亦可以参用第二、三方，反之，服第三方时而兼用第一、二两方，亦均随时可收得相得益彰的功效。在这方面，不宜拘执。

附病例四则

病例 1：患者孙某某，男性，29 岁，本院研究生班学生。

患者在入院三四日前，患有轻度感冒，治疗情况不详，入院后前一天上午，开始有头痛、眩晕，下午晕痛更甚，继续出现喃喃自语及胡言乱语现象，两目紧闭不能张，烦躁喘促，晚间睡眠尚好，晨起如厕，跌仆两次，神志更见昏昧，与语时则答非所问，一片糊涂，在同学们的协助下，曾送往北京协和医院及精神病病院检查，均认为是"神经官能症"，并予注射溴化钙、氯化钙等剂，因未能收容住院而于 1958 年 10 月 23 日下午回本院进行中医药治疗。

经追溯，患者在 10 年前曾有过心脏病（不详），3 年前又因抗旱劳力紧张过度，有过类似今番情形的病变发生，本年春季，因学习紧张而经常头痛、头昏、记忆力不好。

入院时经检查舌苔中黄而腻，脉滑微弦，胸部心肺正常，腹软，肝脾未触及，发育正常，营养佳。神志不清，两目紧闭，当诊断为痰厥头痛（病癫狂前期之头痛之证），投以加味温胆汤（见前第一处方），服 3 剂，病情曾一度减轻，但继又昏昧，终日呈昏睡状，时或蠢然欲动，但呼之即醒，并能对答自如。据诉头目又甚眩晕，不能启视，尤以后脑沉重胀痛，最为难受。诊得脉左手弦滑，尤以寸关为甚，舌苔白腻，当诊断属于痰气内实，非攻不除，乃在原方照服以外，参用礞石滚痰丸 15 g（冲服，见上第三方），服后，得大便两次，内多稠黏之痰状物，便已，自觉精神爽慧，除头目微觉眩晕外，已无痛苦可言，原方继续服 3 剂，即告痊愈出院。

病例 2：患者孟某某，男性，20 岁，本院学生。

头痛作止有年，尤以看电影、读书或思考问题以后为甚。去年 12 月 9 日，又发剧烈头痛，继即神志昏乱，语无伦次，烦躁易怒，彻夜不能成寐，当经校医室转入医院门诊治疗，以患者神志不清，怕影响其他患者，故未直接收容住院，而收住简易病房。当根据其脉弦舌腻，大便 5 日未行，而投以礞石滚痰丸，一面以温胆汤加味，交替服用，服药后，得便 2 次，神志即转清楚，睡眠欠佳，仅觉头重而胀，两眼羞明，心烦易惊。诊得脉弦而兼滑，舌苔白腻，故认为痰浊未尽，灵窍仍有被蒙之势，如此，仍投原方 2 剂，服后病情更趋好转，精神爽慧，已不复有带病之感，大便日行 1 次，亦无任何不适，预计病情即可健复，故令休息一周复学，一面仍以前方嘱令继续服用，必要时进行门诊治疗，以后在门诊服过类似前方 2 次，一面间服朱砂安神丸，未逾旬日，即告痊愈。

病例 3：患者蔡某某，男性，37 岁，本市工作干部。

该患者在 15 年前即患过剧烈头痛，曾经治愈，但仍经常轻度发作，并有失眠多梦现象，1954年曾患过一次神志昏乱疾患，西医诊断为"癔症"，结果服中药治愈，去年10月以后，又因生活缺乏规律而复发，先见寒热表证，伴以阵发性神志昏糊，多惊善恐，胡言乱语，后竟尿床而不自知，其昏昧情况已可想见。经出诊治疗，连续服药1月余，神志已全部清楚，嗣因内热烦躁，曾参用过朱砂安神丸数次，继服前方，目前该病已基本痊愈，尚在调养中。

病例4：患者曹某某，女性，现年45岁，周口店区棉织厂工人。

早年生过两个小孩，均夭亡，迄今12年未育，患者望儿心切，久思不遂，因致肝郁不达，痰气交阻，发为脘闷恶心等肝胃不和现象（但不胃痛）。本年6月间曾因病痫住院2次，出院后身体益不支，睡眠不安，易汗短气，四肢有挛痛感，举动不灵，吐痰多而眩晕头痛。来院后曾一度昏厥痉挛，不省人事，当投苏合香丸一丸而苏，以后仍是时明时昧，或为啜泣，或为乱走。为了照顾其正气较虚，故仅以一般安神和胃之剂投之，间服礞石滚痰丸每次4.5g，病情已略有好转，然昏昧终不能解除。鉴于药轻病重，杯水车薪，难挽病局，乃改用清气化痰之方（即温胆汤加黄芩、瓜蒌仁），加参、芪等补剂，另用礞石滚痰丸每服9g，日两次，结果病情很快好转，不旬日即告痊愈出院。

通过以上的事例，足以证明癫狂在中医学中，积累了很多"用之有效"的方法。今后在党的中医政策号召之下，在中西医的紧密团结之下，整理发掘，中医学的前途，正大有可为。

三、小结

1. 本文介绍运用中医的镇心、安神、平肝、泻火、除痰开窍的法则，治愈癫狂病4例，并从临床工作中的体会上溯到中医理论，再根据理论指导临床，从而收到良好效果。目的在使有志于中医工作的人们，首先应认识中医的理论与临床必须密切联系，避免走向"空谈理论"与"废医存药"的两个极端。

2. 本文重点介绍的3个方子，均系古人经验或经化裁而来，从疗效上可以打消"古方不能愈今病"的臆说。

3. 由于本人所见无多，学识能力均有一定限制，谬误之处，在所难免，尚希旧雨新知，不吝赐教是幸。

（原载《北京中医学院学报》1959年第1期）

痛风治验

郑某某，男，45岁，四川籍，1950年入西藏工作。初诊日期1974年1月11日。

患者1959年第一次发病，至今已达15年，开始仅在右足踇趾关节处红肿热痛，以后逐渐累及右足踝关节和左膝关节，且经常反复发作，发作时剧痛难忍，红肿如脱，全身汗如水洗。尤以足踇趾关节为甚，日轻夜重，甚至未触即痛增，连声音也有所恶。局部注射吗啡封闭疼痛也不能缓解。

1966年经西藏自治区医院检查：血尿酸：6.21mg/dL，诊为痛风病，但骨质无异常改变。经服秋水仙碱止痛效果显著，但头晕恶心等不良反应也大。以后发病症状逐渐加重，发作时间逐渐增长，间隔时间逐渐缩短，仅1973年就发作了5次之多。1973年11月来到北京治疗，12月中旬再次急性发作，经西医检查：血尿酸7.35mg/dL、血沉40mm/h，X线拍片所见：右足第一跖骨远端骨质蚕食样缺损，并发骨质增生、跖趾关节轻度狭窄。确诊为痛风病。当时因患者不能接受秋水仙碱和可的松治疗，经服磺胺和吲哚美辛治疗未效，改为中医治疗。

初诊，患者呈痛苦病容，由人搀扶架双拐而来，两下肢关节疼痛，右足大趾和右踝关节及左膝关节红肿热痛，小便黄赤，苔黄黑厚而湿润，脉细数。

证属湿热下注，治宜清热燥湿，以三妙汤加味：

苍术15g，黄柏12g，薏苡仁30g，牛膝12g，木瓜12g，青黛6g，滑石15g，知母9g，鸡血藤30g，当归15g，赤芍15g，萆薢12g。6剂，每日1剂。水煎服。

二诊：1974年1月18日，服上药下肢疼痛减轻，黄黑苔见退，已能弃拐行走，但行动还不方便。

继用上方，当归加至30g，再加蚕沙30g，6剂，每日1剂。

三诊：1月28日，痛风症状基本消失，舌黄黑苔已退，行走自如。

再用前方加木通9g，丝瓜络9g，6剂，每日1剂。

以后患者病情稳定，一直以原方继服。

3月1日查血沉：4mm/h，已恢复正常。5月7日检查血尿酸：6.9mg/dL，也有所降低。以后病情一直稳定，故仍以原方改为丸药观察。

9月16日，复查血尿酸：4.55mg/dL，已基本正常，行动如常人，仍以丸药巩固疗效。

11月12日 X 线拍片所见：右足第一跖骨远端痛风样病理改变明显好转。病变原缺损周围骨质增生较显著。痛风病基本痊愈。患者非常满意，准备返回西藏工作。

小结：通过本例痛风患者的治验，使我们认识到：本例痛风病的临床表现，符合中医湿热痹的范畴，所以经投燥湿清热之法的三妙汤加味，效果显著，症状缓解迅速，血沉也很快恢复正常，经过10个月的治疗观察，血尿酸基本恢复正常。跖骨病理改变明显好转，病变原缺损周围骨质增生较著，且无副作用。

按：痛风一病，在中医书上早有记载。一般是指类风湿关节炎、化脓性关节炎等。本病属于少数民族地区之地方性、多发性而又是骨质损坏性疾病则不是一回事。本病在我国沿海及内地甚少发现，本人在执行中医业务三十多年以来是第一次碰到。谈不上治疗经验，本例的立法处方，是根据中医传统的辨证论治进行的。因为本病有明显的红肿热痛，属于阳证热证的范畴，但一般阳证热证的痹痛症状多见于上部，唯湿热有向下流注的特性，故本病应从湿热来考虑。再加上患者的舌苔异乎寻常地黄黑厚腻，而且这种黄黑苔又是湿润的，更证明这个病是由湿热引起的。病因病理既明，则投用燥湿清热的三妙丸做为主方更为有据。又因为病有湿热引起剧痛，故以舒筋活络的药来缓解其标症的痛感。通过标本兼顾，因而收到较为满意的疗效。（侯振民、边玉桂整理）

（原载《新中医》1976年增刊）

中医药治愈顽固性变态反应病1例

　　变态反应病亦称过敏性反应，是人体与抗原物质接触后，因异常免疫作用而导致的对机体不利的病理生理反应。变态反应的发病率越来越高，其病变可以发生在身体内的各种组织器官，因而与临床各科都有密切联系。由于临床表现复杂，又有反复发作的特点，故治疗上颇为棘手。现举治验1例，以飨同道。

　　患者 Kin，女，23岁，英国伦敦市人，1998年9月5日初诊。

　　自幼过敏体质，19岁时突发过敏性哮喘，经久未除。其后经常发生过敏性剥脱性皮疹，疹面上并有许多水疱，连脸面及全身皆是奇痒难忍，以致寝食不安，对主食大米及各种蔬菜亦有过敏反应。由于影响容貌，因此，患者思想负担甚重，痛苦异常。该患者是家中的独生女，患病后其父母非常焦灼，曾由其母陪同，在英国多家医院多次检查"过敏原"未能查明，后又到世界各国医院诊治，耗资甚多，但从未一效。

　　在万般无奈的情况下，其母想到东方医药——中医药。因此，万里迢迢携女来到中国就医。

　　诊时，患者全身泛发红色疹块并有许多晶形水泡，体无完肤，又值搔痒破损，脓血模糊，样子非常狼狈，患者痛苦至深。复因损害面容，患者有自卑心理，不愿见人，很少外出。

　　察其舌红、苔黄，脉弦数，结合过敏性疾患病史，临床症状来去迅敏的特点，符合中医"风善行而数变"的病机。不论其表现如何复杂多变，过敏悉为"风"的表现。治"风"古来就有"先治血"和"血行风自灭"的规范。故治疗属于"过敏"的变态反应病概不离"治风"和"治血"的原则。因此确定治疗原则是凉血祛风，又因其病的特点是皮疹奇痒而有水疱，属湿在皮内透发于外的表现，而水疱则更是有形之湿从皮外透的征象。故第一次处方即用"治风"为主的药类：蝉蜕20g，乌蛇30g，蛇蜕3g，全蝎6g，僵蚕10g，并加用了菊花10g，钩藤30g，白蒺藜15g以祛风；更以丹皮15g，赤芍30g，以凉血活血；治痒须苦味燥湿清热，故伍以苦参15g，木通10g，黄柏15g，苍术12g，白鲜皮15g，地肤子15g，生薏苡仁30g，7剂，水煎服。药从医愿，服药后痒疹及水疱已基本消失，多数已结痂脱落，没有新的皮疹出现。患者的母亲看到这可喜的疗效后，乃放心先回伦敦，让其女只身留在中国医治。

9月20日二诊：由于疗效显著，患者的面容有所恢复，患者在儿时幼儿园园长（兼作翻译）陪同下，来中日友好医院门诊治疗。经调整处方，去苦参之苦味激胃（患者在进食时曾吐过2次），并去蝉蜕、全蝎、僵蚕、钩藤、菊花、黄芪等祛风药（因过敏现象已基本消除）；加用紫草15g，滑石15g，龙胆草10g，继服7剂。

10月5日三诊：患者全身痒疹、水疱均已消失，恢复了美丽的青春容貌，患者非常满意，准备返英。又予前方加减30剂，继续服用以巩固疗效并嘱患者，病情如再反复，即来信说明，调整处方。至今疗效稳定，顽疾未再发作。

（原载《山西中医》2000年第16卷第2期）

复元活血汤加味治愈硬脑膜下水肿血肿 1 例

患者男性，35 岁，病案号 312186。

两个月前，因骑车跌倒，头部触地，遂致头鸣胀痛、昏沉眩晕、视物模糊、记忆力下降、口干不欲饮。天坛医院 CT 示：颅骨骨折，亚急性硬脑膜下血肿。MR 示：左侧额顶颞部慢性硬脑膜下血肿，占据左侧 1/4 颅腔。因畏开颅手术，故于 1988 年 11 月 7 日来我院求治。诊查：神志清晰，语言流利。舌苔少、舌震颤、脉弦涩。中医辨证：外伤瘀血。治法：理伤活血。处方：柴胡 10g，天花粉 30g，当归 30g，炮甲片（先下）10g，桃仁 12g，红花 10g，酒制大黄 6g，生甘草 10g，䗪虫（土鳖虫）12g，花蕊石（先下）15g，桔梗 10g，赤芍 30g，泽兰 15g，水蛭 10g，丹参 30g，川续断 12g，骨碎补 12g，自然铜（先下）18g，每日 1 剂，水煎分 2 次服，服 7 剂。

1988 年 12 月 12 日复诊，头胀痛减轻，眼胀消失，视物清晰，记忆力恢复，复查 MR 示：颅内血肿明显缩小，病灶影像变淡。仍以原方理伤活血，每日 1 剂，继续治疗。1989 年 2 月 27 日三诊：除轻度头晕、耳鸣外，其余症状基本消失。MR 示：颅内血肿基本吸收。整个疗程 3 个月，服中药 91 剂，病症痊愈。

［讨论］

复元活血汤出自元代李杲（东垣）所著《医学发明》一书。其功能为活血化瘀、疏肝通络止痛，用于"从高坠下，恶血留于胁下，及疼痛不可忍"。其意即为外伤瘀血引起的剧烈胁痛。我们应用此方治疗外伤血瘀疼痛，扩大了原方治疗的范围。凡由外伤引起的头痛、胸痛、胁痛、背痛以及四肢关节等处的血瘀疼痛，一般都可以此方加减治疗，并能收到比较满意的疗效。外伤之证，基本在于伤，伤必致瘀，瘀则必痛，故其治疗，首在祛瘀，其理伤活血者，亦主要在于祛瘀，瘀血不去，则新血不生；脉络不通，则疼痛难除。本例患者治疗以复元活血汤为主，重用活血破瘀之药，加入䗪虫则含下瘀血汤，功能破血下瘀，并加入水蛭、丹参、赤芍、泽兰、花蕊石、自然铜等以强化活血化瘀之力，川续断，骨碎补以补肝肾续筋骨，桔梗载诸药上行，以达头颅病所。全方共奏祛瘀生新、疏通脉络、清除颅内血肿的作用。

（原载《中日友好医院学报》1995 年第 1 期）

心肾病验案 2 例

一、肾病综合征

刘某某，男，69 岁，1997 年 7 月 9 日初诊。

因双下肢浮肿在北京某医院住院诊治。经各项检查诊断为肾病综合征，曾经补充白蛋白、利尿、改善微循环等方案治疗无效，且由于高度浮肿、胸水、腹水等因素致患者循环衰竭，濒临死亡，经奋力抢救脱离危险后，医生动员患者接受肾脏穿刺检查及必要时用激素治疗，又因患者体液潴留严重并合并肾功能衰竭，请中医会诊。刻诊：高度浮肿，下肢已肿至皮肤锃亮，曾静脉点滴之针眼不时向外渗水，阴囊肿甚，上肢、背部、头皮皆有可凹性浮肿。患者卧于床上不能翻身及移动，面色不华，声低息微，呼吸困难，语言断续，甚则只以点头或摇头示意，纳差，腹胀，大便 1~2 日一行，尿少，虽经呋塞米利尿治疗，每日尿量仍为 500~700ml，体重较发病前增加 20kg，舌体胖大，舌质紫暗、苔白腻，脉细。X 线胸片报告示大量胸水，B 超检查有大量腹水，化验尿液、血液呈高度蛋白尿、高脂血症、低蛋白血症等。

此为风水，以其来势凶猛、急骤、变化极速名为风，周身水肿为主要证候则曰水。治疗当以理血利水解毒为法，方选益肾汤加减。药用：赤芍 30g，当归 15g，川芎 15g，桃仁 12g，红花 9g，茺蔚子 30g，泽兰 15g，蒲公英 30g，紫花地丁 30g，土茯苓 30g，白茅根 30g，冬瓜皮 30g，山豆根 10g，鱼腥草 30g，夏枯草 15g。每日 1 剂，水煎服。

7 月 16 日二诊：患者精神状态明显好转，喜形于色，胸闷、憋气、腹胀均减轻，腹围减小，下肢轻度浮肿，食纳已增，大便偏干。最突出的是尿量每日可达 2500~3500ml，舌脉基本同前。唯肾衰情况尚未解除。BUN 为 11.6mmol/L，Cr 正常。仍应以利水为主要原则，水道得利，则浊邪当渐渐随水而排出体外，故于前方基础上加强下气利水之品。赤芍 30g，当归 15g，川芎 15g，桃仁 12g，红花 9g，茺蔚子 30g，泽兰 15g，蒲公英 30g，地丁 30g，土茯苓 30g，白茅根 30g，冬瓜皮 30g，丹参 30g，茯苓 30g，陈皮 9g，大腹皮 15g，桑白皮 15g，槟榔 15g，通草 3g，生薏苡仁 30g，木瓜 15g，炒决明子 30g。患者服用上方 20 余剂，诸症消失，食纳、二便等如常人，体重恢复至病前水平，浮肿渐消，复查肾功能已转为正常。

9月8日患者特来医院门诊告知，自觉身体已恢复正常，庆幸未经肾穿、未用激素及血透治疗而获此佳效。

按：此例患者为肾病综合征之重症，肾病综合征西医认为是由多种原因造成的。中医则认为该患者属于水、血、毒互阻，血瘀于内，则水道不利，致水泛周身，而水湿内停，气、血、水、湿凝聚致使毒浊积蓄体内不得排除，治当理血利水解毒。益肾汤方中桃仁、红花、赤芍、当归、川芎、丹参等理血为主，取"治风先治血，血行风自灭"之意，是风水治疗中的重要大法之一；茺蔚子、泽兰既活血又利水，配合冬瓜皮、大腹皮、桑白皮、茯苓等利水之品，相得益彰；蒲公英、紫花地丁、土茯苓、山豆根、鱼腥草、白茅根等解毒排浊，是治疗风水证的常用之药。诸药合用使气血和畅，水湿得利，毒浊排除，疗效显著。

二、窦性心动过缓

冰某，女，68岁，1997年5月29日初诊。

心悸反复发作3年，在北大医院检查心电图示窦性心动过缓伴室性逸搏，又因患者心率常在50次/分或不足50次/分，西药治疗效果不佳，故建议其安装起搏器，以保持心率。患者因畏惧手术，前来求诊。现主要不适为心悸常作，甚则心慌乱，以至昼觉茶饭不香，夜来不能安眠，并常有夜间憋醒，醒后胸闷心悸更甚。平素患者易倦怠，体质甚差，不耐寒热，观其形神疲惫，面色不华，唇色紫暗，舌有裂纹、苔少，脉细而缓。治以养心活血，宽胸除痹为法，用生脉饮合旋覆花汤加减。药用：麦冬15g，沙参15g，五味子10g，丹参30g，旋覆花（包煎）15g，茜草110g，薤白10g，川芎10g，土鳖虫12g，生薏苡仁30g，木瓜15g，生牡蛎（先煎）30g，赤芍30g，川贝母10g，夏枯草15g，广郁金15g，桔梗10g，枳壳10g。患者服药10余剂，胸闷、心悸减轻，睡眠好转，活动时无不适，但入夜静卧时仍觉心悸，手足发凉，喜暖畏寒，稍遇寒凉则五更泄泻，纳差，周身不适。心阳不振则脉缓唇暗，寒气凌心则心悸，夜为阴气主令，阳不制阴故病症夜间为甚；而手足发凉，五更泄泻等属脾肾阳虚，故以温肾通阳为法，方用四神丸合苓桂术甘汤加味。药用：补骨脂9g，吴茱萸9g，肉豆蔻9g，五味子10g，煅牡蛎30g，桂枝9g，白术12g，茯苓15g，炙甘草10g，龙胆草2g，大黄1g。服药4剂，患者五更泻已止，大便正常，且心悸未出现。服至7剂胃纳好转，精神状态及体力转佳，心率多日来一直维持在60~66次/分，不但生活自理，且能服侍90余岁老母。

按：本例患者以心悸为主诉，以心肾阳虚、心血瘀阻、心失所养为特征，虚实夹杂。治用旋覆花汤化瘀除痹以"祛邪"，又用生脉散益心气，以四神丸温肾阳以"补虚"，且补而不腻，不碍祛邪，攻而不峻，不伤正气。另外，苓桂术甘汤有"通阳不在温，而在利小便"之意，使心阳得以振奋，心悸胸闷自除。再观方中用药也颇有特色，其一，土鳖虫祛顽固之瘀血，对久病有瘀象者常常使用。其二，生薏苡仁、木瓜舒挛定痛，对以挛急为主的各种痛症常配合主方应用。其三，生牡蛎、川贝母、夏枯草为软坚散结之品，此意在"消除障碍"，使久病顽疾有复原之机。其四，桔梗、枳壳调畅气机，取"气行血畅"之意，对缓解胸痹有利。其五，龙胆草、大黄妙在少量应用，开胃而增进食欲，凡遇纳呆食少者，无论虚实皆可选用。

（原载《山西中医》2000 年第 1 卷第 3 期）

治疗难治性心脏病 1 例

临床治疗 1 例病程长达 27 年之久的风湿性心脏病联合瓣膜病变患者，西医心脏内科、心脏外科治疗难以控制的慢性心力衰竭和瓣膜置换术后风湿活动十分棘手，多次险情横生，现加以总结报告，以飨读者。

某女，56 岁，病案号 244581。

初诊：1990 年 10 月 29 日。主诉：心悸，气短 27 年，稍动即甚，脘痛胁胀，溲少肢肿，腰膝酸软，头目眩晕，步履维艰。血沉 51 mm/h；心电图检查：风湿性心脏病、心房纤颤；X 线胸片检查：风湿性心脏病、二尖瓣狭窄、肺淤血；超声心动图检查：风湿性心脏病、二尖瓣狭窄，左房、右房、右室扩大，肺动脉高压。西医诊断为风湿性心脏病、联合瓣膜病变、心衰 III 度、心房纤颤。心内科病房给予强心、利尿、扩血管、激素维持治疗。近两个月肢凉畏寒、冷汗淋漓、纳差便溏。诊查：两颧黯赤，肢冷多汗，唇绀舌黯淡、少苔，脉虚细结代。辨证：心肾阳虚，水气不化。治法：温阳化水。处方：茯苓 30 g，熟附片 24 g，白芍 15 g，白术 12 g，桂枝 12 g，炙甘草 10 g，煅龙骨 15 g，煅牡蛎 15 g，沙参 15 g，麦冬 12 g，五味子 10 g，龙胆草 1 g，泽泻 30 g，灶心土（煎汤代水）120 g。水煎服，每日 1 剂。

二诊：1990 年 11 月 5 日。浮肿稍减，尿量增加，食纳增进，舌苔微黄，脉虚细结代。再拟温阳化水。茯苓 30 g，白术 12 g，白芍 15 g，熟附片 30 g，桂枝 15 g，炙甘草 15 g，煅龙骨 15 g，煅牡蛎 15 g，冬瓜皮 30 g，西洋参 6 g，五味子 10 g，麦冬 12 g，泽泻 30 g。水煎服，每日 1 剂。

三诊：1990 年 11 月 19 日。汗已转温，溲多，浮肿消退，憋气减轻，能步入诊室，睡眠差，舌淡少苔，脉虚细结代。仍守温阳化水，原方加减。茯苓 30 g，杏仁 10 g，生薏苡仁 30 g，熟附片 30 g，白芍 15 g，桂枝 15 g，甘草 10 g，煅龙骨 15 g，煅牡蛎 15 g，泽泻 30 g，白术 12 g，西洋参 6 g，五味子 12 g，黄连 6 g，桑椹子 30 g，炒枣仁 15 g，灶心土（煎汤代水）120 g。水煎服，每日 1 剂。

四诊：1990 年 12 月 3 日。汗量减少，手足回暖，浮肿消失，食纳睡眠增进，心悸气短减轻，行走自如，有时易感冒；舌少苔，脉细较规则。继拟温阳化水，佐以固表。茯苓 30 g，杏仁 10 g，生薏苡仁 30 g，熟附片 30 g，白芍 15 g，桂枝

15g，生甘草10g，煅龙骨15g，煅牡蛎15g，炙黄芪30g，白术12g，防风9g，西洋参6g，五味子10g，麦冬10g，黄连6g，灶心土120g（煎汤代水）。水煎服，每日1剂。

上法治疗共4个月，体力和心功能恢复满意，西医心脏内科、心脏外科认为已能进行瓣膜置换手术，做进一步治疗，患者和家属亦愿意接受手术。于1991年5月6日在我院心外科全麻、低温、体外循环下行二尖瓣置换术，术中从左心房中取出附壁血栓重达50g，手术顺利，心功能恢复良好，但于手术后第5天，即开始体温升高，且一直保持在37.5~38.9℃不退，曾应用过针对革兰阳性、革兰阴性球菌、杆菌的多种抗生素（如哌拉西林、苯唑西林钠、先锋霉素、头孢他啶、氨苄西林等）均无效，大便曾多次查出霉菌，应用咪康唑、大蒜素、中药等使霉菌消失，多次血液细菌、霉菌培养为阴性，尿及口腔咽部未培养出霉菌，全身衰弱，自汗淋漓，纳差便溏，全身散在出血点且发痒，以四肢为主，黑便1周。于1991年7月25日请我会诊。

诊查：体温38.5℃，心率84次/分，律齐，无寒战，两颧黯赤，舌黯淡少苔，肝肋下4cm，脾肋下2cm，血常规：白细胞6.1×10^9/L，中性粒细胞76%，血红蛋白10.4g/dL，血小板84×10^9/L，血沉86mm/h（手术前血沉多次检查均在正常范围内）。全院联合会诊意见为亚急性细菌性心内膜炎、风湿活动等。辨证：风劳发热。治法：理血解毒。处方：当归30g，赤芍15g，白芍15g，川芎15g，丹参30g，桃仁10g，红花10g，紫花地丁30g，益母草30g，蒲公英30g，土茯苓30g，白茅根30g，虎杖30g，龙胆草2g。水煎服，每日1剂。

二诊：1991年8月5日。体温37.7℃，食欲增进，皮疹消退，肝肋下2cm，脾肋下仍为2cm，舌脉同前。上方加西洋参6g，麦冬10g，五味子10g。

三诊：1991年8月12日。体温37℃，食欲增进，大便正常，自汗量大，舌脉同前。原方加黄芪30g。

四诊：1991年8月19日。体温正常，一般情况明显改善，二便调，肝肋下2cm，脾肋下1cm，心肺正常，汗量减少。处方：煅龙骨15g，煅牡蛎15g，当归15g，赤芍15g，白芍15g，川芎12g，丹参30g，桃仁10g，红花10g，蒲公英30g，紫花地丁30g，白茅根30g，土茯苓30g，益母草15g，虎杖30g，西洋参6g，麦冬10g，五味子10g，龙胆草2g，黄芪30g。

五诊：1991年8月26日。体温正常，无特殊不适，活动量较术前明显增加，心率80次/分，律齐，无杂音。血沉4mm/h。前方有效，效不更方。1991年9月5日，痊愈出院。

[讨论]

本例第一阶段临床表现以风湿性心脏病、心力衰竭为主，相当于中医辨证心肾阳虚，水气不化。心脉病久耗损肾阳，阳虚则不能煦化水气，以至气短足肿，行动为甚；阳虚肌表不固，故形寒自汗。治疗之法，必须壮阳强心，故桂、附势在必行，利尿又可通阳，故泽泻、茯苓、白术、甘草，在所当用；汗多便溏，故加龙骨、牡蛎、灶心土，并以白芍、五味子为佐，病延既久，正气必虚，故取生脉散，固本养心；食欲不振，取小量龙胆草，以健胃醒脾，盖用药如用兵，制胜之道，在乎运筹也。初诊以后，乃随机变化，基本未出原来大法。而第二阶段即瓣膜置换术后出现风湿活动，属于中医风劳发热范畴，风湿之病出自《金匮要略》，它的发热，常病低热，尤以下午及晚间为甚，古人即以风劳、骨蒸劳热等名之。治劳热常取甘温，以补脾治疗，主用参芪，补脾无效，则投滋阴，如秦艽扶羸，清骨散之类，其奈病非真虚，徒补无益，治疗失当，空嗟天命。迄迁延既久，风湿病传之心脏，可成为肾不纳气之"心衰"，如本文所举病例，积之病深，无能为治，良足深尤。

参考西医学关于风湿病、急性肾小球肾炎（中医或称为风水肾炎）等一组疾病的病因、病理生理等基础理论，得悉风湿病、急性肾小球肾炎等，病本一源，即为链球菌等感染后体内产生抗体，以后再接触抗原，出现抗原－抗体复合物分别沉积于心内膜、关节滑膜、肾小球基底膜等部位血管床，激活补体，引起血管炎症所发生的自身免疫性病变，故应用以清热解毒、活血化瘀为大法试治于风湿病、急性肾小球肾炎等果然取效，且较前者为胜，今已几历寒暑，积案甚丰，特为推广。

（原载《中国中西医结合杂志》2000 年第 20 卷第 3 期）

身痛逐瘀汤加减治疗强直性脊柱炎 2 例

我在临床采取通经活血、散风燥湿之法，用身痛逐瘀汤加减治疗 2 例强直性脊柱炎患者取得较满意疗效，介绍如下。

例1：周某，男 31 岁，病案号 269058。患者十余年前曾受潮湿，1973 年起感觉腰部疼痛，活动不利，一年前颈部活动亦欠灵活，半年来疼痛加重，颈腰呈板硬感，翻身困难，生活不能自理，于 1985 年入院。查：腰部板硬僵直，前屈 20°，不能后仰及左右偏转，颈部活动明显受限，血沉 48mm/h，类风湿因子（＋），胸腰片显示为强直性脊柱炎，舌质黯、苔白，脉沉弦。证属寒湿夹瘀。用身痛逐瘀汤加生薏苡仁 30g，乌梢蛇 30g，王不留行 10g，鸡血藤 30g，葛根12g，独活 20g，苍术 10g，柴胡 10g，去当归、牛膝、香附、甘草。20 剂（配合理疗）后，颈腰疼痛明显减轻，血沉下降为 26mm/h。服药两月余，腰前屈功能已达 75°，能翻身活动，生活可自理，出院。

例2：刘某，男，32 岁，病案号 303937。患者于 1979 年受凉后感颈痛，活动受限，继之腰痛，1986 年颈腰疼痛加重并固定，经多种中西药物治疗，效果不佳。1987 年 X 线片诊为强直性脊柱炎。1988 年入本院。查：脊柱强直，颈腰椎活动受限，左踝肿胀，脉沉紧细弦，舌质淡、苔白。证属风寒湿痹，用身痛逐瘀汤加减。秦艽 10g，独活 10g，赤芍 30g，鸡血藤 30g，当归 30g，川芎 10g，桃仁 12g，红花 10g，生薏苡仁 30g，萆薢 15g，黄柏 15g，苍术 12g，炮甲片10g，王不留行 10g，醋灵脂 10g，泽兰 15g，制乳没各 6g，乌梢蛇 30g，地龙10g，豨莶草 15g。配合气功、按摩治疗。20 剂后，腰骶疼痛基本消失，服 40 剂后，腰颈活动基本自如，精神佳出院。

［体会］

《类证治裁·痹症》称，诸痹，"良由营卫先虚，腠理不密，风寒湿邪乘虚内袭，正气为邪所阻，不能宣行，因而留滞，气血凝涩，久而成痹"。其主要病机为经络阻滞，气血运行不畅，不通则痛，清代王清任所治身痛逐瘀汤，系牛膝、地龙、川芎、五灵脂、桃仁、红花、没药、当归，通经逐瘀止痛，香附理气开郁，气行则血行；秦艽、羌活以祛风胜湿，甘草调和诸药，共奏通经逐瘀、祛风除湿、理血止痛之功。

（原载《中医杂志》1992 年第 33 卷第 12 期）

附录

印会河教授生平

印会河，1923 年出生于江苏省靖江县（现为靖江市）红光乡的一个中医世家。他的生日是牛郎织女相会的农历七月初七，所以取名为谐音的"会河"。

印会河 5 岁进私塾，从似懂非懂地背诵四书五经、唐诗宋词到精读历代经典，印会河接受了传统的中国文化教育，而练习大小楷书也是印会河每日的功课。严格得近乎苛刻的教育赋予了印会河深厚的中国文化底蕴，律诗和书法后来成了他的终生喜好。11 岁，印会河考入无锡周边的一所中学，但由于抗日战争的爆发而辍学返乡，印会河提前走上了家族传承的中医之路。那年他 14 岁。

在祖父和父亲的正确引导下，印会河开始系统地攻读中医古籍，超强的记忆力和理解力为他奠定了坚实的中医理论功底。与此同时，印会河随名医父亲诊治患者又让他得到了真传，积累了丰富的临床经验。在父亲的鼓励下，他还收集分析大量医案和同行的处方，虚心向这些同时代的医家学习。从此，博采众长成了他终生的从医、治学之道。

父亲的精心培养加之自身的优越天资与勤学善悟，1940 年，年仅 17 岁的印会河羽翼丰满，在家乡挂起了"内外大小方脉"之牌独立行医。两年后又应邀到他曾两次游学的中医之乡常州武进县救治晚期血吸虫患者。由于疗效显著，他受到当地民众的热情挽留，1943 年，印会河在武进正式开业行医。未满 20 岁时，印会河已被誉为"江南小名医"。后来，偶然中的必然又把他带到了上海。1945 年，他凭借自己的实力轻而易举地考取了上海市的中医执照，22 岁的他在这个广阔天地开始了新的作为。

4 年后，战火的蔓延和局势的动荡迫使印会河离开了自己已颇具名望的上海诊所，回家乡避难。然而这一灾祸却在数年之后为他另开了洞天：1954 年，他被保送到扬州地区中医学习班。1955 年，江苏省在位于南京市的省中医学校（南京中医药大学的前身）开设中医进修班。经过严格的选拔，印会河入选为首届学员。一年后他以优异成绩毕业，并留校任教，担任该校中医教研组的业务组长兼《金匮》教研组组长。为了改变中医理论传承不规范的现象，他请缨主编了《中医学概论》，此书 1958 年由人民卫生出版社出版，后成为再版多次的全国高等医学院校教材，这部著作首次系统阐述了中医基础理论，填补了中医教育的空白，也奠定了印会河在中医界的学术地位。

1957年组建北京中医学院（现北京中医药大学，下同）之时，原卫生部从全国甄选人才。年轻有为的印会河被调到北京中医学院，成为内科教研组组长。翌年，北京中医学院附属东直门医院开院，他被委以医务部主任兼内科主任之重任，开始废寝忘食地为医院的建设操劳、为患者服务。1964年，日趋成熟的他又被安排到北京中医学院温病教研室做领头人。在任期间，他在彻底掌握传统理论之精髓的基础上，以自己丰富的临床经验为依据，将温热病更合理地重新加以分类，使其辨证论治更加完善。他将这套独具匠心的分类体系编入《温病纵横》讲义中并亲自授课。这一创新获得了许多同僚的高度评价，在中医界引起了很大反响。

经过一段蹉跎岁月，在百废待兴的1978年，印会河担任了北京中医学院中医基础理论教研室主任，同年被原卫生部授予全国首批中医教授兼硕士生导师。1年后，他又当选为中华全国中医学会理事，出版社根据他中医基础理论授课的内容整理成《印会河中医学基础讲稿》（中医名家名师讲稿丛书），深受读者喜爱。在编写《金匮》和内科学讲义之外，受原卫生部中医司的委托，他主编出版了被列为全国高等中医院校第五版统编教材的《中医基础理论》。此书饮誉国内外，还被译成英文、日文。多年之后，他荣任原卫生部高等医药院校中医专业教材评审委员。

在北京中医学院辛勤耕耘的25年间，他不仅为国家培养了一批批中医骨干，而且在理论上提出了不少大胆的修正与补充，并形成了自己个性鲜明的学术思想：主张师古而不是食古不化，呼吁继承中有创新，反对故步自封和故弄玄虚。他主张中西医结合，把西医学的检查和诊断纳入中医辨证范围。这些观点和观念虽引发了一系列论战，但也让他获得了越来越多的支持与赞誉。他对中医理论与实践的另一重大贡献是首创了"抓主症"的辨治方法。

1982年，作为能与西医携手合作的中医代表人物，印会河被任命为中日友好医院这所现代化综合医院的副院长，参与该院的筹建。卸任后他继续担任中央保健医、学术委员会委员、中国中西医结合研究会名誉理事等职，满腔热情地投入中医的发展中，直至2000年夏罹患重病。从开院以来，他风雨无阻地坚持出诊，有时也应邀去同仁堂坐诊，诊病的同时带教学生。作为全国老中医药专家学术经验继承指导老师，他毫无保留地传授自己的所有知识与临证秘诀，一丝不苟地指导学生们做论文。与此同时，他完善了自己的常见病与多发病的辨证论治和"抓主症"等核心思想，1983年出版了《中医内科新论》。

改革开放以来，他一直活跃在国内外的学术讲坛，还曾到日本和遥远的美国讲学，并被美国中医药协会聘为高级顾问，为提高世界各地的中医水平，促进中医传播和文化交流做出了卓越的贡献。

为了解除更多患者的痛苦，印会河还致力于中成药的研发。他的验方"泌感灵"被河北安国的一家制药厂开发成产品。1986 年，他率领他的团队以"开肺气利三焦治疗肝性腹胀"成功申请到原卫生部的攻关课题；而后，他的"消臌汤"又获得国家中医药管理局科研课题且于 1992 年通过一期临床鉴定。在这个事业的巅峰时期，印会河收获了诸多荣誉：全国第一批享受国务院特殊津贴的专家、北京中医药大学和辽宁中医药大学名誉教授、首都国医名师、全国名老中医、北京同仁堂杯中医药工作 60 年特殊贡献奖、中华中医药学会成就奖……他的名字还被载入了英国剑桥《世界名人传——中国卷》。

印会河是个中医理论大家，更是个医术、医德高尚的中医临床家。从 17 岁悬壶以来，他治愈的患者不计其数，治疗疑难杂症更是他的强项，解除了很多顽疾患者的痛苦，也把不少生命从死亡边缘救了回来。在北京中医学院专职任教的那些年，除了在合作医院定时出诊之外，他还经常在家中接待通过熟人介绍从各地辗转慕名而来的患者。他繁忙工作之后不多的业余时间常常在义务为患者诊治中度过。正如当年他被下放农村劳动时，兢兢业业地为远近村民看病一样，平时去外地或外国讲学之余，他也总是尽可能多地为早已翘首以盼的当地患者们服务。印会河曾是受人尊敬的中央保健医，曾冒着风险偷偷救治过受冤屈的开国元勋的子女和身处逆境的文化艺术名流。在他看来，救死扶伤永远是一个医生义不容辞的责任。

然而他那回春的妙手最终却没能阻止自己年迈病体的凋亡。2012 年 1 月 10 日，印会河溘然长逝。他对中医事业不顾个人得失的挚爱，他的坦诚和精益求精的作风，他执着的进取与革新精神，他留给众多弟子们、留给后世的宝贵经验，他的论文、论著，包括凝聚着他大半生心血的《印会河医论医话》《印会河中医内科新论》《印会河抓主症方论手稿》将一直与我们同在！

（孙启基、印螺）